Monique Vergnaud

Beschwerdemanagement

Hohe Leistungsqualität
durch Kundenkritik

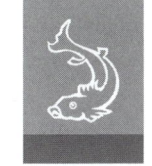

URBAN & FISCHER
München · Jena

Zuschriften und Kritiken an:
Urban & Fischer Verlag
Lektorat Altenpflege
Am Bleicheberg 18
06484 Quedlinburg

Die Deutsche Bibliothek – CIP-Einheitsaufnahme
Ein Titelsatz für diese Publikation ist bei
der Deutschen Bibliothek erhältlich.

1. Auflage 2002
© Urban & Fischer Verlag 2002

Lektorat und Redaktion: Karen Skodda, Hannover
Herstellung: Hildegard Graf, München
Zeichnungen: Karin Wurlitzer, Greifswald
Satz und Druck: Laupp & Göbel, Nehren
Umschlaggestaltung: Spiesz-Design, Neu-Ulm
Titelfoto: MEV Verlag, Augsburg

Printed in Germany
ISBN 3-437-46230-X

Aktuelle Informationen finden Sie im Internet unter:
http://www.urbanfischer.de

Vorwort

Ambulante und stationäre Pflege- und Betreuungseinrichtungen müssen sich regelmäßig mit Beschwerden und der Unzufriedenheit von Bewohnern, Patienten und deren Angehörigen auseinander setzen. Wie dies zu erfolgen hat, ist in den wenigsten Einrichtungen geregelt. Deshalb wird Beschwerdearbeit meist als (zusätzliche) Belastung begriffen und entsprechend „stiefmütterlich" behandelt. Bleibt die Beschwerdearbeit aber weiterhin in den Einrichtungen dem „Zufall" überlassen, stellt sie tatsächlich eine Belastung für alle Beteiligten dar. Im Gegensatz dazu bietet die systematische Beschwerdearbeit jeder Einrichtung die Chance, die eigene Organisation zu überprüfen und die Leistung an den Bedürfnissen der Kunden zu orientieren.

Dieses Buch richtet sich sowohl an Leitungskräfte aller Hierarchieebenen als auch an Pflegekräfte der Basis, die das Beschwerdemanagement im Alltag umsetzen. Es wird anschaulich dargestellt, was bei der Entwicklung eines Beschwerdemanagement-Systems berücksichtigt werden muss, wie die systematische Beschwerdearbeit in die Praxis umgesetzt werden kann und welche Probleme es dabei zu bewältigen gilt. Zudem wird erläutert, wie beispielsweise Sprechstunden organisiert und Kundenumfragen gestaltet und durchgeführt werden.

Die bestehenden organisatorischen und strukturellen Unterschiede zwischen dem ambulanten und stationären Pflegebereich sind in dem Buch berücksichtigt. Dadurch bietet es für beide Bereiche gleichermaßen eine praktische Anleitung zur Entwicklung und Einführung eines individuellen Beschwerdemanagements.

Eine Aneinanderreihung der männlichen und weiblichen Form von Personenbezeichnungen würde die Lesbarkeit dieses Buches beeinträchtigen. Deshalb wurde von mir die traditionell männliche Bezeichnung als die neutrale Form gewählt, die sowohl die weiblichen als auch die männlichen Personen einschließt.

Danksagung

Ich bedanke mich bei Bettina Dutt und Andrea Engel, die mir jederzeit hilfreich zur Seite gestanden haben und besonders unserem Hund „Birne", der auf manch' ausgedehnten Spaziergang verzichten musste.

Ich bedanke mich auch bei der Verlagslektorin, Frau Karen Skodda, die den Weg dafür bereitet hat, dass ich meine Seminar- und Projekterfahrung auf dem Gebiet des Beschwerdemanagements in dieses Buch einbringen konnte.

Inhaltsverzeichnis

Beschwerden den Weg ebnen

1

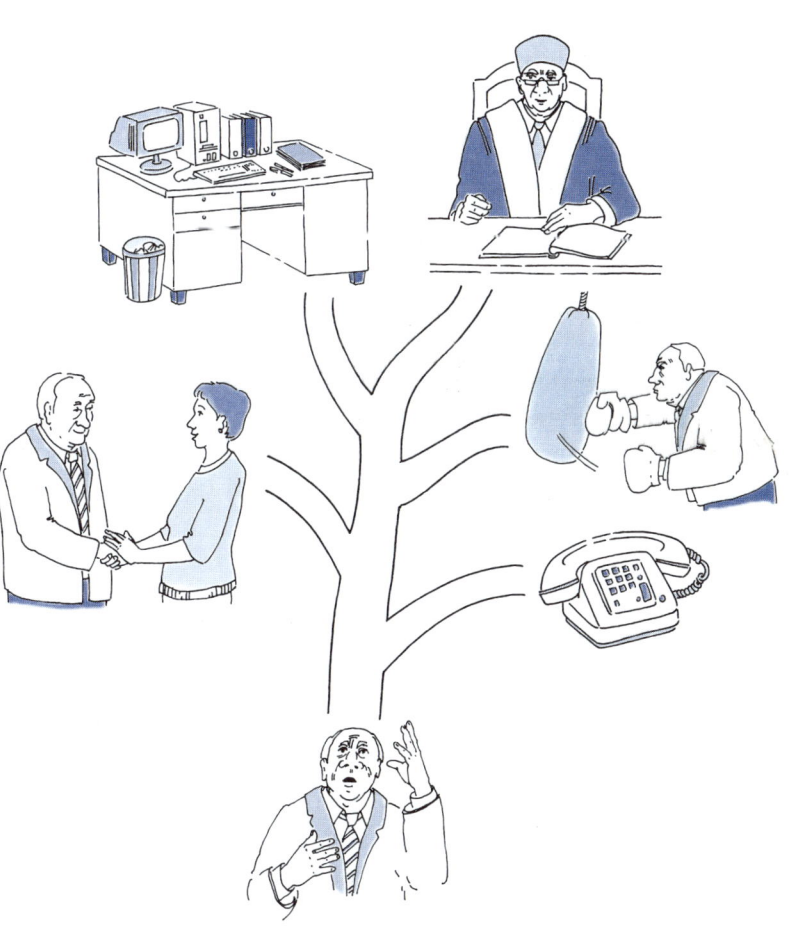

1

Jede Einrichtung im Gesundheitswesen steht vor der Herausforderung, steigende **Ansprüche** von Seiten der Kunden mit den stetig knapper werdenden, vor allen Dingen wirtschaftlichen **Ressourcen** in Einklang zu bringen. Diesen Spagat zu meistern, ist nicht leicht. Neben wirtschaftlichem „Know-How" ist vor allen Dingen ein **Unternehmenskonzept** erforderlich, das auf die Bedürfnisse der Kunden abgestimmt ist. Dadurch ist es der Einrichtung möglich, sich auch zukünftig auf dem Pflegemarkt zu positionieren und konkurrenzfähig zu bleiben. Die Etablierung eines Beschwerdemanagement-Systems ist hierbei ein unentbehrliches Hilfsmittel.

1.1 Was bedeutet „Beschwerdemanagement"?

Unter anderem bedingt durch die verschärfte **Wettbewerbssituation** der Anbieter untereinander, vollziehen wir auch im Gesundheitswesen einen immer deutlicher werdenden Wandel hin zum professionellen **Dienstleistungsunternehmen**. Gestützt durch diesen Wandel gewinnt auch im Gesundheitssektor das Beschwerdemanagement immer mehr an Bedeutung. Im Vordergrund eines jeden „Dienstleisters" steht, die Bedürfnisse der Kunden zu deren Zufriedenheit zu erfüllen, um sie damit langfristig an sich zu binden.

■ Kundenorientierung

Gerade im Pflegebereich hat die Bedürfnisbefriedigung der Kunden eine besondere Bedeutung. Einrichtungen, wie z. B. Tendenzbetriebe, orientieren sich an christlichen Werten und Normen und arbeiten auf der Basis von **Pflegetheorien,** die schon aus ihrem Selbstverständnis heraus den Aspekt der Kundenorientierung erfüllen sollten (☞ 2.1).
Als Kunden werden sowohl Bewohner als auch deren Angehörige und Partner bezeichnet. Je nach Zielsetzung und Umfang des Beschwerdemanagement-Systems können auch Kooperationspartner und Mitarbeiter als (Kunden-) Zielgruppe in das Beschwerdemanagement aufgenommen werden. Der Schwerpunkt liegt jedoch

1

meist bei den direkten **Dienstleistungsempfängern,** den Bewohnern und Patienten sowie deren Angehörige und Partner.

■ Beschwerdemanagement-Systeme

Unter einem Beschwerdemanagement-System versteht man einen systematischen Zusammenschluss von Maßnahmen, die dazu beitragen, die Zufriedenheit der Kunden zu steigern und langfristig zu sichern. Erreicht wird dies einmal durch die Bearbeitung von bereits geäußerten Beschwerden und zum anderen durch die so genannte **Beschwerdestimulierung.**

Im Rahmen der Bechwerdestimulierung müssen Maßnahmen eingeführt werden, die dazu beitragen, die Beschwerdebereitschaft der Kunden anzuregen. Dadurch soll weitgehend sichergestellt werden, dass möglichst alle bestehenden Unzufriedenheiten auch tatsächlich geäußert werden (☞ Kap. 5).

Zielsetzung eines Beschwerdemanagement-Systems ist es, geeignete und individuelle Maßnahmen zu entwickeln und zu etablieren, die es ermöglichen, Daten **systematisch** aufzunehmen, zu analysieren und zu verarbeiten.

Im Beschwerdemanagement kommt es nicht darauf an, eine möglichst große „Maßnahmenvielfalt" zu erreichen, sondern gerade in Anbetracht der knappen Ressourcen einfache aber wirkungsvolle Instrumente sinnvoll miteinander zu verknüpfen.

1.1.1 Beschwerde oder Reklamation?

In der Praxis wird jede Einrichtung täglich mit den verschiedensten Beschwerden konfrontiert. Als Beschwerde wird allgemein die Äußerung eines Kunden bezeichnet, die eine **Unzufriedenheit** ausdrückt und mit einer **Forderung** an die Einrichtung verbunden ist. Für das Beschwerdemanagement ist es jedoch sinnvoll, den

1

Beschwerdebegriff näher zu differenzieren. Es wird unterschieden zwischen der „klassischen" Beschwerde und der Reklamation. Hierdurch können rechtsrelevante Beschwerden, die Reklamationen, frühzeitig erfasst werden und die Einrichtung kann entsprechend darauf reagieren und ggf. gerichtlichen Auseinandersetzungen vorbeugen.

■ Die Reklamation

Fallbeispiel
Frau Anton ruft bei der Pflegedienstleitung eines ambulanten Pflege-anbieters an, um sich über eine Rechnung zu beschweren, nach der sie erstmalig einen erheblichen Rechnungsanteil für die Pflege ihrer Mutter privat übernehmen soll. Der Pflegebedarf der Mutter hat sich in den letzten Wochen intensiviert, weshalb die Pflegekräfte notwendige Leistungen durchgeführt haben, die ursprünglich nicht im Pflegevertrag festgehalten waren. Die Pflegedienstleitung hat am Monatsende die durchgeführten Leistungen aus der Pflege-dokumentation übernommen und der Tochter in Rechnung gestellt. Frau Anton ist zum einen darüber verärgert, dass sie jetzt einen Teil privat bezahlen soll, und zum anderen darüber, dass sie nicht aktuell über die Veränderung informiert wurde.

In diesem Fallbeispiel geht es um eine Reklamation. Die Reklamation ist eine Sonderform der Beschwerde und zeichnet sich dadurch aus, dass als Grundlage ein konkreter **Rechtsanspruch** geltend gemacht werden kann. Im Fallbeispiel ist die Grundlage der geschlossene **Pflegevertrag,** der alle Leistungen und die entsprechende Vergütung sowie ggf. eine Eigenbeteiligung aufzeigt. Die Tochter ist zwar **subjektiv** über die „Art und Weise" der Rechnungsstellung verärgert, kann sich aber **objektiv** auf den Pflegevertrag berufen und sich berechtigterweise über den Privatanteil beschweren bzw. sich weigern, diesen zu bezahlen.
In dem Beispiel wird deutlich, dass durch ein gelungenes Beschwerdemanagement-System nicht nur die Zufrieden- oder Unzufriedenheit der Kunden ermittelt werden kann, sondern gleichzeitig die Einrichtung die Möglichkeit erhält, eigene **Organisa-**

tionsmängel aufzudecken. Die Reklamation der Tochter weist die Einrichtung darauf hin, dass sowohl die interne als auch die externe **Kommunikation** verbessert werden muss, um zukünftig ähnliche Reklamationen zu vermeiden. Die Pflegekräfte hätten in diesem Beispiel die Pflegedienstleitung sofort über den veränderten Pflegebedarf informieren müssen. Diese hätte dann die Möglichkeit gehabt, die neue Pflegesituation frühzeitig mit der Tochter zu besprechen und deren Einverständnis zu erhalten. Hierdurch hätte die Verärgerung der Tochter über die **Vorgehensweise** des Pflegedienstes verhindert werden können und die Einrichtung hätte den Pflegevertrag um die aktuell hinzugekommenen Leistungen (rechtmäßig) erweitern können.

Die Beschwerde

Fallbeispiel
Frau Bohl ruft bei der Pflegedienstleitung eines ambulanten Pflegeanbieters an, um folgende Beschwerde anzubringen: Ihre Mutter, die schon seit Jahren von dem Pflegedienst betreut wird, kommt mit der neuen Pflegekraft, die vor zwei Wochen diese Tour übernommen hat, nicht zurecht. Sie beklagt sich immer wieder darüber, dass die Pflegekraft sehr unsicher wirkt, nicht so gründlich arbeitet wie ihre Vorgängerin und ihr außerdem nicht so sympathisch sei. Die Tochter fordert nun energisch, dass die „alte" Pflegekraft, die aus organisatorischen Gründen eine Tour am entgegengesetzten Ende der Stadt übernehmen musste, wieder regelmäßig die Mutter versorgt.

In diesem Fallbeispiel handelt es sich um eine „klassische" Beschwerde, die im Gegensatz zur Reklamation auf keiner rechtlichen Grundlage basiert, sondern auf die subjektive **Empfindung** der Mutter zurückzuführen ist. Die Mutter möchte wieder von ihrer alten Pflegekraft versorgt werden, die ihr vertraut ist und bei der sie sich sicher fühlt.

Gerade die Beschwerden, die subjektive Empfindungen ausdrücken, können eine Einrichtung in der Beschwerdebearbeitung vor eine größere **Herausforderung** stellen als es bei (eindeutigen) Reklamationen der Fall sein kann. Die augenscheinlichen Lösun-

1

gen für die subjektiven Bedürfnisse und Wünsche der Kunden können kurzfristig im **Widerspruch** zur Praxis und dem, was machbar ist, stehen. Dennoch sind es gerade diese subjektiven Äußerungen, die im Beschwerdemanagement ein bedeutende Rolle einnehmen. Die **Zielsetzung** bei der Bearbeitung von Beschwerden, die auf subjektivem Empfinden beruhen, ist es, die **Beschwerdeführer** ernst zu nehmen und in den Bearbeitungsprozess der Beschwerde mit einzubeziehen. Erst dann können wirklich alle beteiligten Personen Entscheidungen nachvollziehen und akzeptieren, auch wenn sich die Lösung nicht so darstellt, wie vom Beschwerdeführer ursprünglich gefordert.

Der respektvolle, positive Umgang mit den subjektiv begründeten Beschwerden zeichnet eine Einrichtung aus. Kein Pflegedienst kann es sich jedoch leisten, eine Pflegekraft wegen eines einzelnen Einsatzes durch die ganze Stadt zu schicken. Durch die gemeinsame Beschwerdebearbeitung können sich jedoch Lösungen ergeben, mit denen „beide Seiten" leben können. Denkbar wäre z. B., dass der Ablösungsprozess zwischen Patient und Pflegekraft zukünftig „sanfter" verläuft und die Patienten sich nicht so plötzlich mit einer neuen Pflegekraft konfrontiert sehen. Hierdurch hat der Patient die Möglichkeit, sich langsam von seiner gewohnten Pflegekraft zu verabschieden und die neue Pflegekraft behutsam kennen zu lernen. **Ultimative Forderungen** nach der „alten" Pflegekraft können so vielleicht zukünftig vermieden werden.

 Die höchste Zufriedenheit der Kunden wird immer dann erreicht, wenn man ihnen auch ohne Rechtsanspruch die gebührende Beachtung schenkt und ihre individuellen Anliegen ernst nimmt.

1.1.2 Phasen der Beschwerdebearbeitung

Unabhängig davon, welche Beschwerdeart vorliegt, durchläuft die Beschwerde während der Bearbeitung drei aufeinander aufbauen-

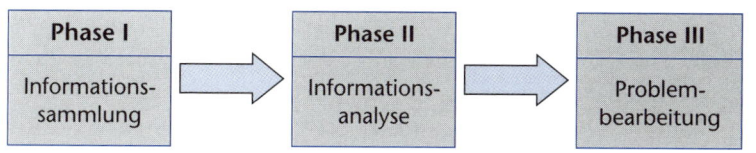

Abb. 1: Phasen der Beschwerdebearbeitung

de Phasen. Hierdurch wird gewährleistet, dass alle Beschwerden systematisch erfasst, analysiert und anschließend bearbeitet werden können. Innerhalb der einzelnen Phasen ist es notwendig, eine standardisierte Vorgehensweise zu entwickeln, die eine einheitliche **Bearbeitungsrichtlinie** sichert und den Bearbeitungsprozess transparent gestaltet. Um den Bearbeitungsprozess nachvollziehen zu können, müssen alle **Informationen** und **Ergebnisse** der einzelnen Phasen schriftlich dokumentiert werden.

■ Phase 1: Informationssammlung

Die Informationssammlung stellt die Grundlage im Bearbeitungsprozess dar. In dieser Bearbeitungsphase werden alle wichtigen **Informationen** erhoben, die für den weiteren Bearbeitungsverlauf notwendig sind. Unvollständige oder fehlerhafte Informationen können dazu führen, dass die nachfolgende Analyse des Beschwerdeproblems nicht sorgfältig und folgerichtig durchgeführt werden kann (☞ Kap. 4). Die **Beschwerdewege** und die entsprechenden Methoden zur Informationssammlung sind vielfältig und reichen von „Sprechstunden" und „Angehörigenabenden" bis hin zu schriftlich, telefonisch oder persönlich durchgeführten Kundenumfragen (☞ Kap. 5).

■ Phase 2: Informationsanalyse

Die Analyse der Beschwerde beruht auf den Informationen der vorhergehenden Datenaufnahme. Zielsetzung der Analyse ist, den **Beschwerdegrund** und seine **Ursache** herauszufiltern. Erst wenn die Ursache eindeutig identifiziert wurde, kann die nachfolgende Bearbeitung erfolgreich sein und eine Lösung gefunden werden, die

1

die Zufriedenheit des Beschwerdeführers ermöglicht. Gleichzeitig bietet eine gründliche Datenanalyse der Einrichtung die Möglichkeit, **Organisationsschwächen** aufzudecken sowie regelmäßig wiederkehrende Beschwerdegründe zu erkennen und diesen zukünftig vorzubeugen (☞ Kap. 7).

■ *Phase 3: Problembearbeitung*

In dieser Phase wird sehr schnell deutlich, wie wichtig die Informationen aus den beiden vorangegangenen Phasen sind. Die Datenaufnahme gibt Aufschluss über den **Anlass** der Beschwerde und bietet alle notwendigen Informationen, um in der Analysephase die Beschwerdeursache herausfiltern zu können. Mit diesem Wissen werden nun in der letzten Bearbeitungsphase konkrete **Problemlösungen** zur Behebung der Beschwerdeursache entwickelt. Die Phase der Problembearbeitung ist für den Beschwerdeführer subjektiv ausschlaggebend, da es aus seiner Sicht jetzt zu konkreten Lösungsvorschlägen kommt, die dazu führen, dass seine Unzufriedenheit behoben wird (☞ Kap. 7).

Das Drei-Stufen-Schema stellt den **Optimalablauf** der Beschwerdebearbeitung dar. Generell gilt, dass Störungen und Schwächen in einer der vorangegangenen Stufen die Arbeit der Folgestufen beeinträchtigen. **Störungen** können jedoch besonders in der Einführungsphase des Beschwerdemanagements vorkommen.

- Anfängliche Störungen, wie z. B. die unvollständige Datenerhebung, entstehen häufig durch **Zeitdruck;** Mitarbeiter sollten deshalb ausreichend Bearbeitungszeit in den einzelnen Phasen zu Verfügung haben (☞ 4.2).
- Mitarbeiter müssen erst in ihre Aufgabe „hineinwachsen"; die **Bearbeitungsdauer** wird sich mit zunehmender Übung und wachsender Kompetenz der Mitarbeiter reduzieren.
- Wenn schwerwiegende **Störungen** auftreten oder **Fehlbearbeitungen** sich auch langfristig nicht beheben lassen, kann dies ein Hinweis dafür sein, dass die Mitarbeiter mit der

Aufgabe überfordert sind. In diesem Fall müssen die Mitarbeiter gezielt für die Aufgabe (nach-) geschult werden (☞ Kap. 3).

1.1.3 Erst- und Folgebeschwerden

Fallbeispiel

Frau Maier, die Bewohnerin einer stationären Altenpflegeeinrichtung, hat sich bei der Bereichsleitung beschwert, weil die Wäsche schon mehrmals unsauber aus der hausinternen Reinigung zurückgekommen ist. Auch nach der Beschwerde hat sich daran nichts geändert, weshalb Frau Maier ihrer Tochter von dem Problem erzählt. Die Tochter von Frau Maier ist verärgert darüber, dass ihre Mutter anscheinend nicht ernst genommen wird und sich der Zustand der Wäsche nicht verbessert hat. Aufgebracht wendet sich die Tochter an die Heimleitung und beschwert sich bei dieser über die unsaubere Wäsche und auch darüber, dass niemand auf die Beschwerde ihrer Mutter reagiert hat.

Dieses Fallbeispiel zeigt eine Beschwerdesituation auf, die häufig anzutreffen ist und im Beschwerdemanagement eine bedeutende Rolle einnimmt. Die ursprüngliche Beschwerde der Mutter ist die **Erstbeschwerde**. Da auf die Erstbeschwerde niemand reagiert hat und sich auch der Zustand der Wäsche nicht verändert hat, wendet sich die Tochter mit einer **Folgebeschwerde** an die Heimleitung.

■ Negatives Signal

Für das Beschwerdemanagement ist es sehr wichtig, zwischen einer Erstbeschwerde und einer Folgebeschwerde zu unterscheiden. Sobald eine Folgebeschwerde auftritt, ist dies ein **Signal** dafür, dass nach Eingang der Erstbeschwerde der ursprüngliche Beschwerdeanlass aus Sicht der Kunden nicht behoben wurde. Durch Folgebeschwerden versucht der Beschwerdeführer nun nachdrücklich, die

Einrichtung auf sein immer noch bestehendes Problem aufmerksam zu machen. Dadurch kommt es bei Folgebeschwerden zu einer Steigerung der Unzufriedenheit, die nicht nur auf das Problem selbst, sondern auf die **„Art und Weise"** der Beschwerdebearbeitung zurückzuführen ist.

Neben der Bearbeitung des ursprünglichen Problems stellt die Bearbeitung einer Folgebeschwerde die Mitarbeiter vor eine große Herausforderung, da nun auch immer die **„Beschwerdegeschichte"**, die für den Beschwerdeführer negativ belastet ist, berücksichtigt werden muss. Die Einrichtung muss an dieser Stelle **„Wiedergutmachungsbereitschaft"** signalisieren und in den Bearbeitungsprozess einfließen lassen.

Die Erstbeschwerde bezieht sich auf einen konkreten **Anlass**. Die Folgebeschwerde ist immer eine Beschwerde über die **Abwicklung** der Erstbeschwerde. Verschiedene Untersuchungen belegen, dass der Ärger von über 50 % der Beschwerdeführer steigt, nachdem eine Beschwerde geäußert wurde.

■ Ursachen für Folgebeschwerden

- Die Beschwerde wurde gar nicht oder inhaltlich falsch aufgenommen.
- Die Beschwerde wurde an die falsche Stelle weitergeleitet bzw. nicht weitergeleitet.
- Die Zuständigkeit der Bearbeitung ist nicht geklärt; der Bearbeitungsprozess ist gestört.
- Die Bearbeitung dauert generell zu lange.
- Der Beschwerdeführer wurde nicht über den Verlauf und eventuelle Verzögerungen informiert.
- Es wurde keine angemessene Problemlösung gefunden.
- Die Beschwerde wurde nicht ernst genommen.
- Die Schnittstellenverknüpfung zwischen verschiedenen Bereichen ist nicht ausreichend.
- Der Informationsfluss innerhalb der Bearbeitung ist mangelhaft.

- Die Kommunikation zwischen Beschwerdeführer und -bearbeiter ist gestört und führt zu „verbalen Machtkämpfen".
- Die Mitarbeiter verfügen über keine ausreichende sozial-kommunikative Kompetenz und es kommt deshalb zu Folgebeschwerden, die sich auf das „persönliche Verhalten" der Beschwerdemitarbeiter beziehen.

■ Schwachstellen der Beschwerdebearbeitung

Folgebeschwerden sind immer ein Zeichen für eine bestehende **Störung** in der Beschwerdebearbeitung, weisen jedoch lediglich darauf hin, dass „etwas nicht stimmt". In diesem Fall muss nachgeforscht werden, warum und an welcher Stelle der Bearbeitung die Störung ursprünglich entstanden ist. Nur so können Folgebeschwerden behoben und zukünftig vermieden werden.

Die **Kontrolle** der Folgebeschwerden ist ein wichtiges Hilfsmittel, um Schwachstellen der Beschwerdebearbeitung aufzuzeigen und die **Effizienz** des Beschwerdemanagement-Systems zu überprüfen.

Tipps für die Praxis

▶ Jede Folgebeschwerde ernst nehmen und jeden Einzelfall überprüfen

▶ Den Bearbeitungsweg jeweils genau zurückverfolgen und die möglichen Gründe für die Folgebeschwerde herausarbeiten

▶ Gegenüber Kunden und Beschwerdemitarbeitern das Thema offen ansprechen und diese an der „Ursachenforschung" beteiligen

▶ Schriftlich festhalten, wie oft und in welchen Bereichen es zu (gehäuften) Folgebeschwerden kommt

▶ Sofern die Ursache auf eine generelle Schwäche im Bearbeitungssystem hinweist und nicht nur den Einzelfall betrifft, das Bearbeitungswesen dementsprechend verbessern

▶ Mitarbeiter besonders im sozial-kommunikativen Bereich kontinuierlich schulen, um entsprechenden Folgebeschwerden vorzubeugen

1

1.2 Beschwerdewege

Beschwerden erreichen die Einrichtung auf sehr unterschiedliche Weise. Die Kunden können Beschwerden sowohl **persönlich** als auch **schriftlich** mitteilen. Ein sinnvolles Beschwerdemanagement muss den Kunden die Möglichkeit bieten, sich so einfach wie möglich zu beschweren. Um dies zu gewährleisten, sollten den Kunden möglichst alle Beschwerdewege offen stehen. Häufig werden im Laufe der Zeit jedoch Beschwerdewege von den Kunden favorisiert und manche überhaupt nicht genutzt. Es empfiehlt sich daher, sehr genau zu dokumentieren, welche Beschwerdewege am besten von den Kunden angenommen werden (☞ 4.1). Hierdurch kann die Einrichtung **Schwerpunkte** setzen und **Ressourcen** „einsparen".

Die Spezialisierung einer Einrichtung beispielsweise auf sehbehinderte Bewohner macht eine persönliche Beschwerdeaufnahme notwendig, da z. B. schriftliche Beschwerdewege nicht ausreichend von den Bewohnern genutzt werden können.

1.2.1 Persönliche Beschwerden

Der Weg der persönlichen Beschwerde ist sowohl für den Beschwerdeführer als auch für den Beschwerdeempfänger meist der schwierigste Weg, da die Beschwerde direkt **„von Mensch zu Mensch"** weitergegeben wird. Dies geschieht entweder während eines Gesprächs unter Anwesenden oder in einem Telefongespräch. In beiden Fällen teilt der Beschwerdeführer sein Anliegen **direkt** einer anderen Person mit. Unzufriedenheit in Form einer Beschwerde zu äußern, fällt vielen Menschen von sich aus schon schwer; dies auch noch persönlich durchzuführen, kann eine weitere Hürde bedeuten.

Damit Kunden sich leichter zu einer persönlich Beschwerde überwinden, muss die Einrichtung das Gefühl vermitteln, dass Beschwerden willkommen sind.

■ *Anforderungen an die Mitarbeiter*

Durch den direkten Kontakt mit dem Beschwerdeführer wird von Seiten der Mitarbeiter eine höhere **Verhaltensflexibilität** und **Kommunikationsfähigkeit** gefordert, als es bei schriftlich geäußerten Beschwerden der Fall ist. Im persönlichen Kontakt, auch telefonisch, muss der Mitarbeiter gegenüber dem Beschwerdeführer in der Lage sein, die Beschwerde und die damit eventuell verbundene Kritik von seiner Person und seiner Arbeit zu trennen. Ist dies nicht gewährleistet, kann es in dieser Situation schnell zu emotionalen **Eskalationen** kommen, indem sich sowohl der Beschwerdeführer als auch der Mitarbeiter in eine destruktive Rechtfertigungsposition begeben.

Obwohl die **Abwehrreaktionen** von Mitarbeitern leicht nachzuvollziehen und teilweise nur allzu menschlich sind, schaden sie dem Beschwerdemanagement, das ausschließlich von positiven und professionellen Reaktionen im Umgang mit den Beschwerdeführern „lebt". Ein Schwerpunkt bei der Implementierung (Einführung) eines Beschwerdemanagement-Systems muss deshalb die kontinuierliche Schulung der Mitarbeiter sein (☞ 3.2.3).

 Beschwerdemitarbeiter müssen über eine den Anforderungen entsprechende Kompetenz in den Bereichen Kommunikation, Fragetechniken und Konfliktbewältigung verfügen. Gleichzeitig sind kompetente Mitarbeiter der beste Schutz vor Folgebeschwerden, die sich auf das Verhalten der Mitarbeiter beziehen.

■ *Vorteile*

- Informationen können meist genauer und vollständiger erfasst werden, da sich mehr Informationen aus einem Gespräch ergeben, als z. B. bei einer schriftlichen Beschwerde.
- Die Analyse der Daten und die Problembearbeitung ist weniger zeitintensiv, da Nachfragen schon während des Gesprächs gestellt werden können.
- Fehlinformationen kommen seltener vor.

- Die Beschwerdeführer haben einen direkten Ansprechpartner.
- Durch die direkte Kontaktaufnahme sehen sich Mitarbeiter stärker in der Verantwortung.
- Den Kunden wird Wertschätzung signalisiert.

■ *Nachteile*

- Mitarbeiter müssen kontinuierlich geschult werden.
- Schulungszeit und Seminarkosten fallen an.
- Die Phase der Datenaufnahme kann besonders anfänglich zeitintensiv sein.
- Es müssen ansprechende Räumlichkeiten für das Gespräch zur Verfügung stehen.
- Beschwerdeführer können, gerade weil sie einen direkten Ansprechpartner haben, gehemmt sein, offen über ihr Anliegen zu sprechen. Dies kann sich verstärken, wenn der entgegennehmende Mitarbeiter direkt von der Beschwerde betroffen ist.

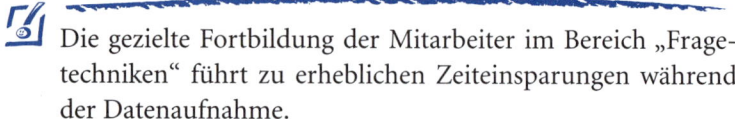

Die gezielte Fortbildung der Mitarbeiter im Bereich „Fragetechniken" führt zu erheblichen Zeiteinsparungen während der Datenaufnahme.

■ *Maßnahmen zur Beschwerdestimulierung*

Die Mitarbeiter, die täglich mit den Kunden in Kontakt treten, werden häufig während verschiedener Tätigkeiten oder auf dem Flur von Bewohnern angesprochen und es kommt zu sogenannten **„Zufallsbeschwerden"**. Dies sind Beschwerden, die meist nebenbei und nicht im Rahmen von zielgerichteten Maßnahmen geäußert werden. Zu den zielgerichteten Maßnahmen gehören alle Bemühungen, die es dem potenziellen Beschwerdeführer ermöglichen, zu bestimmten regelmäßigen Anlässen Beschwerden zu äußern. Hierzu zählen beispielsweise Maßnahmen, wie Beschwerdesprechstunden, Angehörigenabende, Themenabende und persönliche Umfragen (☞ Kap. 5 und 6).

Dass Beschwerden während der Arbeit geäußert werden, ist nicht neu und soll auch mit der Einführung eines Beschwerdemanagement-Systems nicht verändert werden. Parallel dazu ist es jedoch notwendig, den Beschwerden einen **„eigenen Raum"** zu geben. Hierdurch setzt die Einrichtung nicht nur das positive Signal, dass sie Beschwerden ernst nimmt, sondern entlastet gleichzeitig auch die Mitarbeiter, die in der normalen Arbeitssituation meist gar nicht angemessen auf Beschwerden reagieren können (☞ 4.2).

 Beschwerden brauchen ein eigenes Forum und sollten nicht während der Durchführung anderer Tätigkeiten entgegengenommen werden.

1.2.2 Schriftliche Beschwerden

Schriftliche Beschwerden in Form eines Briefes sind im Alltag eher eine Seltenheit, da der **Zeitaufwand,** um den Beschwerdebrief zu verfassen, für den Beschwerdeführer sehr groß ist. Bevor ein Kunde sich die Mühe macht, einen Brief zu schreiben, muss er sehr verärgert oder enttäuscht sein. Auf jeden Fall hofft er, dass sein Schreiben der Mühe wert ist und erwartet eine **positive Reaktion** von Seiten der Einrichtung. Wenn das Beschwerdemanagement-System den Kunden ausreichend Möglichkeit bietet, sich persönlich zu beschweren, reduziert sich in der Regel die Anzahl der schriftlichen Beschwerden. Schriftliche Beschwerden kommen dann meist nur noch vor, wenn der Kunde beispielsweise wegen eines drohenden **Rechtsstreits** etwas Schriftliches „in der Hand" haben will, um die Vorgänge belegen zu können.

■ *Anforderungen an die Mitarbeiter*

Der Unterschied zwischen der persönlichen und der schriftlichen Beschwerdeannahme liegt im **direkten Kontakt** zwischen Beschwerdeführer und Beschwerdemitarbeiter. Der persönliche Kon-

1

takt erfordert eine hohe sozial-kommunikative Kompetenz, da jedes Beschwerdegespräch ein Stück weit unberechenbar bleibt und die Mitarbeiter in der konkreten Situation schnell reagieren müssen.

Bei der Entgegennahme der schriftlichen Beschwerde entfällt der Druck, direkt auf die andere Person reagieren zu müssen. Aus diesem Grund ist die Anforderung an die Mitarbeiter im sozial-kommunikativen Bereich geringer, aber dennoch notwendig, da auch bei schriftlichem Kontakt dem Kunden **Verständnis** für sein konkretes Anliegen entgegengebracht werden muss. Dies schriftlich zu vermitteln, ist nicht immer leicht und bedarf einiger Übung, weshalb die Mitarbeiter nicht nur über gute schriftliche Deutschkenntnisse verfügen müssen, sondern auch über fundierte Grundkenntnisse im Bereich **Kommunikation** und **Textverarbeitung** (☞ 3.2.3).

■ *Reaktion auf schriftliche Beschwerden*

Schriftliche Beschwerden müssen nicht immer schriftlich beantwortet werden. Generell kann auf einen Beschwerdebrief auch telefonisch reagiert werden. Dies wird von Beschwerdeführern oftmals sogar als Zeichen der **Wertschätzung** empfunden, weil die Einrichtung sich die Mühe macht, sie persönlich zu kontaktieren. Gerade bei komplexen Sachverhalten kann es sinnvoll sein, mit dem Beschwerdeführer einen Gesprächstermin auszumachen, um die Details direkt auszutauschen. Das Gespräch muss schriftlich dokumentiert werden. Hat der Kunde das Gefühl, dass der Mitarbeiter nicht informiert ist oder sogar schlimmstenfalls den Brief nicht gelesen hat, fühlt er sich nicht ernst genommen.

Schon vor der persönlichen Kontaktaufnahme muss sich der Mitarbeiter so weit wie möglich über den Sachverhalt informieren, um dem Kunden im Gespräch angemessen begegnen zu können.

■ **Vorteile**

- Die Bearbeitung ist vorerst weniger zeitintensiv.
- Der Schulungsbedarf der Mitarbeiter ist geringer.
- Der emotionale Druck auf die Mitarbeiter entfällt.
- Es müssen keine Räumlichkeiten zur Verfügung gestellt werden.
- Die Beschwerdevorgänge sind schriftlich dokumentiert.

■ **Nachteile**

- Die gesamte Beschwerdebearbeitung kann sich verzögern, da Informationen nicht spontan eingeholt werden können.
- Die Argumente können nicht aufeinander abgestimmt werden bzw. nur verzögert erfolgen.
- Verzögerungen jeder Art sind teuer für die Einrichtung.
- Persönliche Kontakte verbinden mehr als schriftliche.
- Mitarbeiter identifizieren sich nicht so stark mit einem „schriftlichen" Problem.
- Folgebeschwerden treten bei einer rein schriftlichen Beschwerdebearbeitung häufiger auf, da es oft zu Missverständnissen kommt, die sich durch die verlängerte Reaktionszeit leichter verfestigen können.
- Die Einrichtung muss Computer zur Verfügung stellen.

Um die zeitliche Verzögerung zu verringern, kann die Einrichtung auch per **E-Mail** schriftlich auf den Beschwerdeführer reagieren. Allerdings ist die Nutzung der modernen Medien bei Bewohnern, Patienten und deren Angehörigen derzeit noch nicht weit verbreitet, im schriftlichen Austausch mit anderen Dienstleistungsanbietern jedoch oftmals schon möglich.

■ **EDV-Programme**

Einige Firmen bieten EDV-Programme an, die eine **standardisierte Beschwerdebearbeitung** ermöglichen. Es sollte jedoch sehr genau überprüft werden, ob der Einsatz solcher Programme für die jeweilige Einrichtung sinnvoll ist.

1

- Die Programme sind meist auf sehr komplexe Beschwerde-management-Systeme ausgerichtet.
- Die Anschaffungskosten sind nicht unerheblich.
- Standardisierte Briefe werden von Kunden meist sehr schnell als „Standardschreiben" erkannt und sie fühlen sich nicht individuell gesehen.
- Schlechte Standardbriefe verschlimmern jede Beschwerdesituation zusätzlich.
- Besonders kleinere Einrichtungen sollten eine Abwägung von anfallenden Kosten mit möglichem Nutzen vornehmen.

Tipps für die Praxis

▶ Standardbriefe selbst entwerfen und als Formatvorlage für die Mitarbeiter hinterlegen, es lohnt sich

▶ Für unterschiedliche „Problembereiche" unterschiedliche Standardbriefe formulieren

▶ Briefe auf die Einrichtung abstimmen und individuelle Ergänzungen zulassen

■ Maßnahmen zur Beschwerdestimulierung

Kunden dazu zu bewegen, sich schriftlich zu beschweren, ist äußerst schwierig. Dies liegt an dem damit verbundenen Aufwand und der Tatsache, dass der persönliche Kontakt für viele Kunden nach wie vor sehr wichtig ist und die gemeinsame Problembearbeitung positiv beeinflusst. Dementsprechend sind die Maßnahmen der schriftlichen Beschwerdestimulation begrenzt und in der Regel nur in **Kombination** mit Maßnahmen der persönlichen Beschwerdestimulation erfolgreich.

Eine sinnvolle Maßnahme der Beschwerdestimulierung ist die schriftliche **Kundenumfrage.** Durch gezielte Umfragen kann im Rahmen des Beschwerdemanagements die Zufriedenheit bzw. die Unzufriedenheit der Kunden in den verschiedenen Bereichen ermittelt werden (☞ Kap. 6). Die Einführung eines „**Kummer-Briefkastens**" ist aufgrund der vielen Nachteile meist jedoch eine erfolglose Maßnahme der Beschwerdestimulierung (☞ 5.5).

1.3 Beschwerden im Pflegebereich

Beschwerden zu äußern, fällt den meisten Menschen nicht leicht. Viele Menschen beschweren sich erst, wenn die Unzufriedenheit und der Ärger unerträglich für sie geworden sind. Ebenso gibt es Menschen, die lieber den Dienstleistungsanbieter wechseln, anstatt sich zu beschweren, um Konflikten aus dem Weg zu gehen. Ein **Anbieterwechsel** ist im Pflegebereich jedoch mit wesentlich mehr Unannehmlichkeiten verbunden als bei anderen Dienstleistungsanbietern.

 Studien haben ergeben, dass ca. 50 % der Kunden nach einer nicht zufrieden stellenden Beschwerdebearbeitung abwandern. Gleichzeitig ergab die Studie, dass Kunden mit positiven Beschwerdeerfahrungen wesentlich treuer sind und sich dem Anbieter anschließend mehr verbunden fühlen.

1.3.1 Situation der Kunden

Die Situation des Beschwerdeführers im Pflegebereich unterscheidet sich erheblich von der in anderen Dienstleistungsbranchen. Laut der oben genannten Studie würden ein Großteil der unzufriedenen Kunden abwandern. Im **Gesundheitswesen** ist aber festzustellen, dass der Prozentsatz der Kunden, die tatsächlich den Pflegeanbieter wechseln, um ein Vielfaches geringer ist. Die Begründung ist einfach: Kunden im Pflegebereich nehmen Leistungen in Anspruch, die in sehr intime Bereiche ihrer **Privatsphäre** eindringen. Die Bewohner und ihre Angehörigen fühlen sich gerade durch die oft sehr persönliche Beziehung zu den Pflegekräften eng an die Einrichtung gebunden. Dadurch fällt es ihnen auch bei ausgeprägter Unzufriedenheit wesentlich schwerer als bei anderen Dienstleistungsbranchen, den Anbieter bzw. die Einrichtung zu wechseln. Dieser Schritt kommt im Gesundheitswesen für viele Kunden nur als letzter Ausweg in Frage.

Anstatt die Einrichtung zu wechseln, nehmen Bewohner, Patienten und Angehörige oftmals die Unzufriedenheit als das **„kleinere Übel"** in Kauf. Diese Unzufriedenheit dennoch zu erfassen und möglichst zu beheben, liegt in der Verantwortung der Einrichtung.

■ Sporadische Beschwerden

Häufig glauben sich Pflegeeinrichtungen in „Sicherheit", weil Beschwerden bei ihnen nur selten vorkommen und wenn sie anfallen, sofort gelöst werden können. Ausbleibende Beschwerden sind jedoch kein sicheres Zeichen dafür, dass die Bewohner auch tatsächlich zufrieden mit der Versorgung sind. Im Gegenteil – tatsächlich ist die **Dunkelziffer** bei Beschwerden sehr hoch. Nach allgemein gültigen Studien kann man davon ausgehen, dass ca. 82 % der Beschwerden überhaupt nicht geäußert werden. Jedes Beschwerdemanagement muss also, um das Potenzial aller Kunden nutzen zu können, große Bemühungen in die **Beschwerdestimulation** legen (☞ Kap. 5).

■ Gründe für nicht geäußerte Beschwerden

- Die gute Beziehung zu den Pflegekräften möchten viele Kunden wegen einer Beschwerde nicht „aufs Spiel setzen".
- Kunden haben Angst vor Konsequenzen und fürchten negative Reaktionen.
- Den Kunden fehlt das Selbstbewusstsein.
- Die Kunden fühlen sich unterlegen und abhängig.
- Die Kunden glauben nicht (mehr) an die Wirksamkeit der Beschwerde.
- Beschwerdeäußerungen sind mit zu großem Aufwand verbunden.
- Die Kunden haben keinen festen Ansprechpartner.
- Die Kunden kennen weder ihre Rechte noch ihre Pflichten.
- Die Kunden werden nicht nach ihrer Meinung gefragt.

1

■ Motivation der Kunden

Jede Beschwerde ist ein **Kooperationsangebot** des Kunden. Beschwerden nicht ernst zu nehmen oder nur unzureichend zu bearbeiten, heißt, den Kunden nicht ernst zu nehmen und das Kooperationsangebot auszuschlagen. Beschwerdeführer sind keine „Querulanten", die einem das Leben schwer machen wollen, sondern sie sind daran interessiert, mit der Einrichtung gemeinsam eine Lösung zu finden. Die emotionale Bindung an die Einrichtung und die Mitarbeiter macht die Kunden gerade im Pflegebereich zu besonders kooperativen und motivierten Beschwerdeführern, da sie an einer konstruktiven **Problemlösung** interessiert sind, anstatt einfach die Einrichtung zu wechseln.

Dass es dennoch mitunter zu verbalen **Angriffen** kommt, ist nachzuvollziehen, wenn man bedenkt, dass Beschwerden oftmals über einen längeren Zeitraum unterdrückt werden und in eine entsprechende Frustration münden können. Überwindet sich der Kunde schließlich zur Beschwerdeäußerung, kann dies manchmal mit großer emotionaler Beteiligung erfolgen. Hier ist die ganze **Kompetenz** der Mitarbeiter gefordert, um die Beschwerdeführer wieder zu beruhigen.

■ Notorische Nörgler

Es gibt immer wieder Kunden, die ständig und an jeder Kleinigkeit etwas auszusetzen haben. Diese Kundengruppe wird ihr Verhalten auch mit der Einführung eines Beschwerdemanagement-Systems nur schwer ändern, da es ihnen gerade nicht um die inhaltliche, konstruktive Auseinandersetzung mit der Einrichtung geht.

Oftmals werden beispielsweise von Angehörigen eigene **Defizite** und **Schuldgefühle**, z. B. die Mutter nicht selbst zu pflegen, durch übermäßige Beschwerdeäußerungen kompensiert. Beschwerden sind in diesem Fall meist nur ein Ausdruck der **Hilflosigkeit** und zeigen an, wie überfordert viele Angehörige mit der Pflegesituation sind. Auch wenn es manchmal schwer fällt, ist es notwendig auf diese Kunden einzugehen und immer wieder das Gespräch zu suchen.

1

🎴 *Tipps für die Praxis*

▶ Kunden angemessen und regelmäßig mit Informationen versorgen

▶ Aufzeigen, dass keine Konsequenzen nach Beschwerden gefürchtet werden müssen

▶ Ängste offen besprechen

▶ Kunden motivieren, sich zu beschweren

▶ Den Aufwand für die Kunden gering halten

▶ Zuverlässigkeit vermitteln, indem die Kunden in die Bearbeitung einbezogen werden

▶ Auf jede Beschwerde gleich reagieren

▶ Angehörige soweit wie möglich als gleichberechtigte Partner in die Pflege mit einbeziehen

▶ Regelmäßig Gespräche anbieten und von sich aus kontinuierlich den Kontakt suchen

▶ Über anstehende Veränderungen frühzeitig informieren und aufklären

▶ Auf Gesprächs- und Veranstaltungsabende aufmerksam machen

▶ Auf Fortbildungsmöglichkeiten hinweisen, da Wissen auch Sicherheit vermitteln kann und die Angehörigen sich eventuell beruhigter fühlen

▶ Nicht versuchen, Probleme zu lösen, wo keine sind

1.3.2 Situation der Pflegeeinrichtungen

Charakteristisch für Einrichtungen im Gesundheitswesen ist, dass unterschiedliche Dienstleistungsbranchen wie beispielsweise Pflege, Hauswirtschaft und medizinische Versorgung „unter einem Dach" vereint werden müssen. Das **Beschwerdepotential** ergibt sich oftmals aus der schwierigen Vernetzung der einzelnen Anbieter untereinander.

■ Kooperation

Das **Standardleistungsangebot** setzt sich meist aus Pflegeleistungen und hauswirtschaftlichen Leistungen zusammen. Hinzu kom-

1

men Leistungen, die durch die Einrichtung sichergestellt werden müssen, wie z. B. die medizinische und therapeutische Versorgung sowie die Versorgung mit Sanitäts- und Rehabilitationsprodukten. Gleichzeitig müssen Einrichtungen sozio-kulturelle Angebote vorhalten und beispielsweise Friseurbesuche und Fußpflegetermine auch im Hause ermöglichen. Die **Zusammenarbeit** der verschiedenen Leistungsanbieter und die Fülle an zu erbringenden Leistungen führen häufig zu organisatorischen Problemen, die sich meist zu Lasten der Kunden auswirken und zu Beschwerden führen können, die wiederum in den unterschiedlichen Arbeitsbereichen begründet sind.

■ Schnittstellenmanagement

Damit die Kunden nicht unter den Problemen der Kooperation leiden, muss die Einrichtung dafür Sorge tragen, dass alle am **Pflege- und Betreuungsprozess** beteiligten Bereiche sinnvoll miteinander verknüpft sind und effektiv zusammenarbeiten. Dies gilt sowohl für die internen als auch für die externen Dienstleistungen und Dienstleistungsanbieter.

Die Realität ist jedoch meist eine andere: Häufig werden die Beschwerden von einem Arbeitsbereich zum anderen geschoben, ohne dass sich jemand dafür zuständig fühlt oder in der Lage sieht, etwas verändern zu können. Je mehr Bereiche beteiligt sind, desto mehr Ausweichmöglichkeiten haben die Mitarbeiter und nutzen diese in der Regel auch. Im Rahmen des Beschwerdemanagements ist dies undenkbar, da Beschwerdemanagement bedeutet, sich auch der Beschwerden anzunehmen, die nichts mit dem „eigenen" Arbeitsbereich zu tun haben.

Es müssen **Strukturen** geschaffen werden, auch bei der Bearbeitung von Beschwerden, die eine „reibungslose" Zusammenarbeit der Bereiche untereinander sicherstellen (☞ Kap. 7). Solche Strukturen zu entwickeln, kostet Zeit und Geld, also alles, was Einrichtungen im Gesundheitswesen allgemein nicht haben. Dennoch sollte berücksichtigt werden, dass die Lösung von Problemen, die durch mangelhafte **Schnittstellenarbeit** entstehen, für die Einrichtung meist wesentlich zeit- und kostenintensiver ist. Aus wirtschaftlicher

1

Sicht ist es daher sinnvoll, kurzfristig zu investieren, um langfristig Kosten einsparen zu können.

Besonders im **ambulanten Pflegebereich** gestaltet sich die Zusammenarbeit oft schwieriger als in der stationären Pflege. Viele Einzelleistungen, die im stationären Bereich schon unter einem Dach vereint sind, müssen meist **zentral** über den ambulanten Pflegedienst organisiert werden, ohne dass dieser jedoch direkt auf die **Organisationsstruktur** Einfluss nehmen kann.

Im Rahmen des Beschwerdemanagements ist es gerade für ambulante Pflegedienste unerläßlich, ein gut funktionierendes Schnittstellenmanagement zu etablieren, das auch die Bearbeitung von Beschwerden über die Grenzen der eigenen Einrichtung hinaus sichert.

■ Wer „darf" sich beschweren?

Im Rahmen des Beschwerdemanagements muss die **Zielgruppe** bestimmt werden, d. h. auf welche Kundengruppe sich die Bemühungen im Zusammenhang mit Beschwerden konzentrieren sollen. Sowohl die **Bewohner** und **Patienten** als auch deren **Angehörige** und **Partner** zählen zu den Kundengruppen, die die Dienstleistungen einer Einrichtung direkt in Anspruch nehmen. Entweder indem sie selbst versorgt werden, als Angehörige in die Pflegesituation eingebunden sind oder als (pflegende) Angehörige z. B. den ambulanten Pflegedienst beauftragen und ggf. auch Vertragspartner sind. Durch die enge Verknüpfung der beiden Kundengruppen mit der Einrichtung ist es notwendig, beide Kundengruppen in das Beschwerdemanagement gleichermaßen zu integrieren.

Für **spezialisierte Einrichtungen** kann es notwendig sein, das Beschwerdemanagement auf eine Kundengruppe zu konzentrieren. Beispielsweise werden Beschwerdeführer einer Einrichtung, die auf die Versorgung von mehrfach behinderten Kindern spezialisiert ist, maßgeblich die betroffenen Eltern sein. Die Maßnahmen, z. B. eine

Kundenumfrage, müssen dementsprechend inhaltlich auf die Anliegen der Eltern abgestimmt sein.

Durch die enge Zusammenarbeit mit den unterschiedlichen Kooperationspartnern im ambulanten Pflegebereich ist es sinnvoll, diese als eigene Zielgruppe in das Beschwerdemanagement mit aufzunehmen (☞ 4.4).

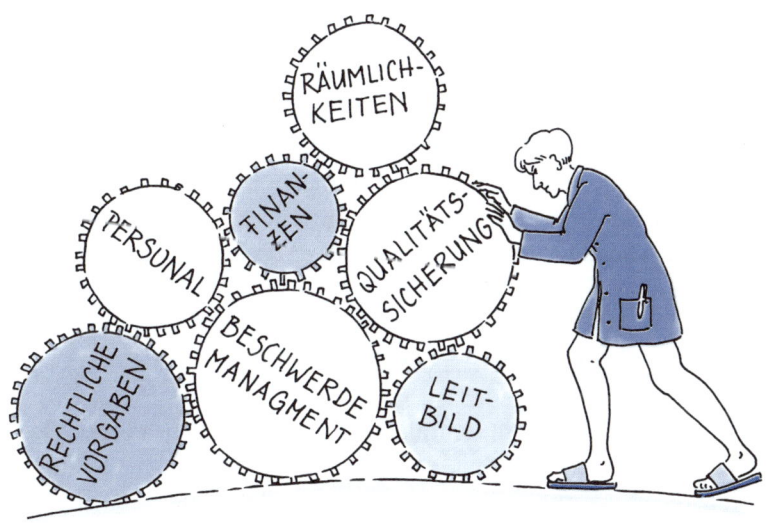

Rahmenbedingungen überprüfen

2

Jede Einrichtung, die ein Beschwerdemanagement-System entwickeln und umsetzen möchte, muss sich vor Einführungsbeginn mit den **kulturellen** und **strukturellen** Rahmenbedingungen auseinander setzen, die für das Beschwerdemanagement notwendig sind. Ein Beschwerdemanagement zu implementieren bedeutet, bestehende Strukturen zu nutzen, zu erweitern und zu verändern und diese, getragen von der Firmenkultur, in die Gesamtorganisation einzubetten. Die vorherige Überprüfung der Rahmenbedingungen zeigt der Einrichtung ihre Möglichkeiten und auch ihre Grenzen auf. Hierdurch gelingt es, potenzielle Schwierigkeiten bereits im Vorfeld zu erfassen und zu steuern sowie vorhandene **Ressourcen** sinnvoll einzusetzen. Gleichzeitig ist die Berücksichtigung von Rahmenbedingungen immer notwendig, um z. B. der Geschäftsführung ein schlüssiges Konzept zur Genehmigung des **Projekts** „Beschwerdemanagement" unterbreiten zu können.

2.1 Die Unternehmenskultur

Die Unternehmenskultur umfasst die individuellen Werte, Ziele, Normen, Prinzipien, „Spielregeln" und Symbole einer Organisation, die als Identität, Strategie und Politik das ganze Geschehen in der Organisation durchdringen und prägen. Im Sprachgebrauch wird die Unternehmenskultur auch als **Unternehmensphilosophie** bezeichnet.

Die Unternehmenskultur und das sich daraus ergebende **Menschenbild** ist ausschlaggebend für den Umgang mit den Kunden und Mitarbeitern der Einrichtung. Die Grundaussage der Firmenphilosophie beeinflusst erheblich die Zielsetzung des Beschwerdemanagements. Danach ist es dem Unternehmen wichtig, seine Kunden ernst zu nehmen und es als grundsätzlich erstrebenswert zu begreifen, eine aktive Einbeziehung dieser Personen zu ermöglichen und Strukturen zu schaffen, die dies gewährleisten. Die **Qualität** der zu erbringenden Leistungen ist dadurch eng mit der Unternehmenskultur verbunden.

2

2.1.1 Passt das Beschwerdemanagement zum Leitbild?

Durch die Entwicklung eines **Unternehmensleitbildes** fixiert die Einrichtung ihre obersten Handlungsrichtlinien und stellt die Unternehmenskultur nach außen sichtbar und verbindlich dar. Im Pflege- und Betreuungsbereich gibt das Unternehmensleitbild Auskunft darüber, an welchen sozialen und ethischen Normen sich die Leistungserbringung orientiert. Daher sollte jedes Unternehmensleitbild die folgenden **Grundaussagen** behandeln:

- Menschenbild
- Zielsetzung
- Akzeptanz bzw. Berücksichtigung der Bedürfnisse
  - der zu betreuenden Menschen
  - der Angehörigen
  - der Mitarbeiter
  - der Kooperationspartner
- Selbstverständnis der Einrichtung

Das übergeordnete Einrichtungsleitbild, welches die Unternehmenskultur transparent darstellt, dient somit als **Grundgerüst** für die Einrichtung und bietet eine Handlungsorientierung für die unterschiedlichen Bereiche, die innerhalb einer Einrichtung zusammengefasst sind. Heruntergebrochen auf jeden Bereich müssen so genannte **Bereichsleitbilder** entwickelt werden, die die spezifischen Werte, Normen und Handlungsgrundlagen des jeweiligen Bereichs widerspiegeln. Da die Bereiche trotz unterschiedlicher Aufgaben und Zielsetzung in der **Gesamtorganisation** einzugliedern sind, müssen sich die Bereichsleitbilder mit dem Unternehmensleitbild im Einklang befinden und dürfen sich in ihren Aussagen nicht widersprechen.

Im Pflege- und Betreuungsbereich sind die klassischen Bereiche die Pflege, die Hauswirtschaft, die Therapie und der Sozialdienst. Jeder dieser Bereiche sollte über ein eigenes Leitbild verfügen, in dem die spezifischen Aspekte des jeweiligen Bereichs formuliert werden. Der **Medizinische Dienst der Krankenversicherungen (MDK)** hat diese Vorstellung ebenfalls aufgegriffen; aus den Prüfanleitungen des MDK für den stationären und ambulanten Bereich zur Qualitätsprüfung nach § 80 SGB XI geht folgende Empfehlung hervor:

„Es ist anzustreben, auf verschiedenen Ebenen vom Unternehmensleitbild abgeleitete Leitbilder, z. B. Pflegeleitbild, Hauswirtschaftsleitbild, Leitbild des sozialen Dienstes, zu entwickeln."

■ Das Pflegeleitbild

In der Praxis kommt es oft vor, dass das Pflegeleitbild mit dem Einrichtungsleitbild gleichgesetzt wird. Das heißt, es wird ein Leitbild entwickelt, dass seinen Schwerpunkt im Pflegebereich hat, aber für die Gesamtorganisation als Leitrichtlinie dienen soll. Dieser Ansatz ist falsch, da die Gesamteinrichtung sich immer aus allen Bereichen zusammensetzt. Deshalb sollten allgemein gültige **Richtlinien** entwickelt werden, innerhalb derer sich die einzelnen Bereiche definieren müssen. Das **übergeordnete** Unternehmensleitbild kann somit nicht aus dem **untergeordneten** (Pflege-) Bereichsleitbild abgeleitet werden, sondern das (Pflege-) Bereichsleitbild kann nur aus dem Unternehmensleitbild abgeleitet werden.

Leitbilder können nur von „oben" (Gesamteinrichtung) nach „unten" (Bereich) heruntergebrochen werden. Das übergeordnete Einrichtungsleitbild dient als Grundsatzorientierung für die untergeordneten Bereiche.

Auch das Leitbild für den **Pflegebereich** muss auf den Grundaussagen des übergeordneten Unternehmensleitbildes basieren und darauf aufbauend spezifiziert werden. Pflegeleitbilder sollten neben den grundsätzlichen Aussagen des Unternehmensleitbildes folgende **spezifische** Aussagen behandeln:
- Pflegeverständnis
- Pflegequalität und Zielsetzung
- Gestaltung bzw. Organisation der Pflege

- Akzeptanz bzw. Berücksichtigung der Bedürfnisse
  - der zu betreuenden Menschen
  - der Angehörigen
  - der Mitarbeiter
  - der Kooperationspartner

2

Damit Leitbilder tatsächlich in der Praxis von allen Beteiligten „gelebt" werden können, sollen diese realistische „Leitgedanken" enthalten und keine Wunschvorstellung beschreiben, die in der täglichen Versorgung durch die Mitarbeiter nicht erreicht werden kann.

■ **Warum sind Leitbilder wichtig?**

Leitbilder enthalten klare Aussagen über die **Zielsetzung** der Einrichtung und bieten eine **Orientierung**, auf welche Weise diese Ziele erreicht werden sollen. Die im Leitbild dargestellte Wertvorstellung und Weltanschauung gibt Aufschluss darüber, welche **Erwartung** potenzielle Kunden, Mitarbeiter und Kooperationspartner an die Einrichtung haben können. Gleichzeitig wird signalisiert, welche Erwartung die Einrichtung an diese Menschen hat.

Leitbilder bieten allen Beteiligten die Möglichkeit, sich über die Grundhaltung und die Zielsetzung des anderen zu informieren. Dadurch kann jeder von ihnen bereits vor einer Zusammenarbeit entscheiden, ob eine grundsätzliche Übereinstimmung vorhanden ist.

■ *Individuelle Bedürfnisse*

Fallbeispiel
- *Das Mitbestimmungsrecht jedes einzelnen Bewohners halten wir für selbstverständlich und wird von allen Mitarbeitern gefördert.*

2

- Unser Hauptziel besteht darin, die größtmögliche Selbstständigkeit für den Menschen wiederzuerlangen, diese zu fördern und langfristig zu erhalten. Für uns Pflegende leitet sich daraus ab, den Menschen in jeder Lebensphase individuell zu unterstützen und zu begleiten sowie ihm und seinen Angehörigen als Berater zur Seite zu stehen.
- Die Zusammenarbeit zwischen allen am Betreuungsprozess beteiligten Personen wird von uns unterstützt.

(Unternehmensgruppe Jutta Kern „Märchenmühle" in Fuldatal, Seniorenwohnheime und ambulante Pflegedienste)

Eine **Erwartung**, deren Erfüllung durch die Zielsetzung der meisten Leitbilder „**zugesichert**" wird, ist die Berücksichtigung der individuellen Bedürfnisse der Kunden. Wird dieser Aspekt im Leitbild beschrieben, müssen die Kunden davon ausgehen können, dass die Möglichkeit besteht, sich zu beschweren, sofern die Bedürfnisse aus ihrer Sicht nicht erfüllt werden. Durch die Einführung eines Beschwerdemanagement-Systems wird ein Instrument zur Sicherung der im Leitbild definierten Ziele der Einrichtung geschaffen. Es trägt dadurch dazu bei, dass Leitbilder in der Praxis „gelebt" werden können.

Leitbilder spiegeln wider, ob und in welcher Weise die Einrichtung bereit ist, **Individualität** zuzulassen und daraus resultierende Bedürfnisse zu befriedigen. Dies gilt sowohl für die Bedürfnisse der Kunden als auch für die Bedürfnisse der Mitarbeiter, wobei sich das Beschwerdemanagement vorrangig auf die Bedürfnisse der zu betreuenden Menschen, ihrer Angehörigen, Lebenspartner und Freunde konzentriert.

Aus dem oben genannten Leitbild-Beispiel geht u. a. hervor, dass die individuellen Bedürfnisse der Kunden akzeptiert und berücksichtigt werden und die Möglichkeit der **Mitbestimmung** als selbstverständlich angesehen und gefördert wird. Die Einführung eines Beschwerdemanagement-Systems würde in dieser Einrichtung die im Leitbild beschriebene Zielsetzung unterstützen.

Will eine Einrichtung die Bedürfnisse ihrer Kunden ernst nehmen, muss sie gleichzeitig Instrumente schaffen, die sicherstellen, dass deren **Bedürfnisbefriedigung** auch tatsächlich gegeben ist. Das bedeutet, dass sich die Einrichtung ein Bild davon machen muss, ob z. B. die Bewohner oder die Angehörigen im täglichen Leben ihre Bedürfnisse befriedigt sehen und in welcher **Qualität** dies geschieht.

Um die Bedürfnisse der Kunden befriedigen zu können, müssen diese aus Sicht der Kunden adäquat erfasst werden. Das Beschwerdemanagement ermöglicht der Einrichtung, die dafür notwendigen Informationen zu erheben und anschließend zu verarbeiten.

■ Beschwerdemanagement muss gelebt werden

Die Erfassung der individuellen Sichtweise und Einschätzung jedes einzelnen Kunden bewirkt, dass sich die Kunden als Individuum ernst genommen fühlen, und trägt zu ihrer (**Kunden-) Zufriedenheit** bei. Wird das Beschwerdemanagement als Instrument eingesetzt, Unzufriedenheit zu beheben, und nutzt es die Einrichtung als wichtige **Informationsquelle**, können Ziele aus dem Leitbild für die Kunden „erlebbar" gemacht werden.

Indem die Einrichtung von sich aus ein Beschwerdeforum schafft, signalisiert sie außerdem, dass **subjektive Äußerungen** willkommen sind und akzeptiert werden. Durch dieses Signal wird die Hemmschwelle herabgesetzt, die Kunden im Gesundheitswesen oftmals daran hindert, sich zu beschweren (☞ 1.3.1). Gleichzeitig beeinflusst die Grundhaltung einer Einrichtung gegenüber den Bedürfnissen der Mitarbeiter und Kooperationspartner das Beschwerdemanagement erheblich. Auch wenn es sich nicht auf die „Beschwerden" der Mitarbeiter konzentriert, spielen gerade die **Mitarbeiter** eine zentrale Rolle in der praktischen Umsetzung (☞ Kap. 3). Vermittelt die Einrichtung, dass es bei der Beschwerdebearbeitung um die Suche nach **„Schuldigen"** statt um eine konstruktive Lösung geht, stehen die äußeren Bemühungen des Beschwerdemanagements im **Widerspruch** zu der internen Bearbeitungsphilosophie. In diesem Fall kann das Beschwerdemanagement nicht erfolgreich sein – auch nicht aus der Sicht der Kunden. Deshalb ist

2

es notwendig, die Pflegekräfte aktiv in die Beschwerdearbeit einzubeziehen, da sie die eigentlichen „Experten" bei der Bearbeitung von Beschwerden und der Problemlösung sind (☞ Kap. 7). Ein **internes Vorschlagswesen** sichert der Einrichtung nicht nur die Problemlösung, sondern signalisiert auch den Mitarbeitern, dass sie einen wichtigen Beitrag zum Beschwerdemanagement leisten und dafür verantwortlich sind, ob Kundenorientierung gelebt wird.

■ Leitbild überprüfen

Die Unternehmenskultur und das daraus abgeleitete Leitbild als Gerüst der Einrichtung müssen so „gebaut" sein, dass sie das Beschwerdemanagement in der Praxis (unter-) stützen können. Deshalb muss **vor** der Einführung eines Beschwerdemanagements überprüft werden, ob die Grundaussagen des Leitbildes mit der Philosophie des Beschwerdemanagements übereinstimmen.

Tipps für die Praxis
▶ Überprüfen, ob Bereichsleitbild und Unternehmensleitbild harmonieren (sofern beides vorhanden ist)
  – Gemeinsamkeiten herausarbeiten
  – Widersprüche aufdecken
  – einschätzen, inwieweit das Beschwerdemanagement von der Einrichtungsphilosophie getragen werden kann
▶ Überprüfen, ob das Leitbild Aussagen über folgende Aspekte enthält:
  – das Mitbestimmungsrecht der Kunden
  – die Berücksichtigung der individuellen Bedürfnisse und Vorstellungen der Kunden
  – Kooperation mit allen am Behandlungsprozess beteiligten Personen
▶ Überprüfen, auf welchen Personenkreis sich die Aussagen beziehen bzw., ob Personengruppen ausgeschlossen sind oder nicht erwähnt werden
  – Bewohner und Patienten
  – Angehörige, Partner und Freunde
  – Mitarbeiter und Kooperationspartner

▶ Überprüfen, ob die Leit (-bild) gedanken in der Praxis tatsächlich gelebt werden
  – nach Einschätzung der Basismitarbeiter
  – nach Einschätzung der Führungskräfte
  – nach Einschätzung der Kunden
  – nach Einschätzung der Kooperationspartner

2

2.1.2 Beschwerdemanagement als Instrument der Qualitätssicherung

Alle Bemühungen einer Einrichtung hinsichtlich Qualität und
Qualitätssicherung verfolgen das übergeordnete Ziel, zum Wohlbe-
finden der Kunden beizutragen und ihre individuellen Bedürfnisse
und Lebensgewohnheiten zu befriedigen. Die **Unternehmenskultur** nimmt in diesem Zusammenhang eine prägende Rolle ein, da
sie den Qualitätsbegriff maßgeblich bestimmt.

„Alleiniger Maßstab für die Qualität des Produktes oder der
Dienstleistung ist das Urteil des Kunden." (Friedhelm Büse:
DIN ISO für Heime, Hannover 1996)

■ *Qualität aus Sicht der Kunden*

Fallbeispiel
*Frau Ullrich, die Heimleitung der Altenpflegeeinrichtung Haus
„Sonnenschein", ist sehr darum bemüht, den Kunden ein abwechslungs-
reiches Beschäftigungsprogramm zu bieten. In den letzten Monaten
hat sich jedoch gezeigt, dass viele angebotene Aktivitäten von den
Kunden nicht genutzt wurden. Gleichzeitig bemängeln die Bewohner
und ihre Angehörigen, dass aus ihrer Sicht zu wenig ansprechende
Aktivitäten auf dem Programm stehen. Die Heimleitung entgegnet
darauf hin, dass fast täglich Aktivitäten angeboten werden, die nur
besser genutzt werden müssten.*

2

Qualität aus Sicht der Kunden ist nicht immer gleichzustellen mit den gesetzlichen Forderungen, da die individuelle Bedürfnisbefriedigung für den einzelnen Kunden im Vordergrund steht. Laut Umfrage ist ein Hauptkriterium für qualitativ hochwertige Versorgung die **„Art und Weise"** der Leistungserbringung.

Im Vordergrund stehen Kriterien wie

- Pünktlichkeit
- Zuverlässigkeit
- Freundlichkeit
- Eingehen auf individuelle Wünsche.

Eine gute fachliche Versorgung wird zwar ebenfalls als wichtig angesehen, steht jedoch, was die Beurteilung der **Leistungsqualität** betrifft, nicht an erster Stelle.

Der Kunde nimmt Qualität nur teilweise in den für ihn persönlich wichtigen Bereichen wahr. Hierdurch kommt es zu einer **Diskrepanz** zwischen der Einrichtung, die verschiedene Leistungen anbietet, und den Kunden, die Qualität jeweils in unterschiedlichen Bereichen nur selektiv wahrnehmen. Die unterschiedliche Wahrnehmung kann auch ausschlaggebend z. B. für die Gestaltung der Freizeitaktivitäten sein. Hier kommt es oft vor, dass sich Einrichtungen daran orientieren, welche Angebote im **„Trend"** liegen und „nach außen" gut aussehen. Sie stellen **Spekulationen** darüber an, was den Bewohnern gefallen könnte.

Im Fallbeispiel wird die Diskrepanz zwischen Einrichtungs- und Bewohnerwahrnehmung deutlich: Obwohl die Einrichtung verschiedene Aktivitäten anbietet und damit aus ihrer Sicht eine hohe Qualität gewährleistet, wird dies von den Kunden als nicht zufrieden stellend und als Mangel an Leistungsqualität empfunden. Die Heimleitung hätte z. B. durch Umfragen im Rahmen des Beschwerdemanagements die Vorstellungen der Kunden frühzeitig ermitteln und die Umfrageergebnisse in die Planung der Aktivitäten einarbeiten können. Hierdurch hätte sie die Möglichkeit gehabt, die Aktivitäten aufgrund von konkreten Wünschen und Erwartungen ihrer Bewohner auszuwählen (☞ Kap. 6). Diese Vorgehensweise hätte auch unnötige **Kosten** verhindert, die durch die mangelnde Nutzung der angebotenen Aktivitäten entstanden sind.

Für ein qualitativ hochwertiges Leistungsangebot muss sich die Einrichtung ein umfassendes **Meinungsbild** von den Kunden verschaffen, weil sich die Qualitätsempfindungen der Kunden voneinander unterscheiden und nur die Berücksichtigung ihrer individuellen Bedürfnisse auch zu ihrer Zufriedenheit führt.

2

Qualitätspolitik und Unternehmenskultur

Die Unternehmenskultur als oberste Handlungsrichtlinie bestimmt durch ihre Wertvorstellung und Zielsetzung maßgeblich die **Qualitätspolitik** einer Einrichtung. Drückt das Leitbild eines Unternehmens z. B. aus, dass dieses sich an den Bedürfnissen der Kunden orientieren will, müssen Maßnahmen ergriffen werden, die zu dieser Zielerreichung führen. Welche Maßnahmen im Einzelnen ergriffen und miteinander vernetzt werden, hängt davon ab, welchen Stellenwert die Qualitätspolitik in der Unternehmenskultur einnimmt, d. h. wie und in welchem Umfang Maßnahmen zur **Qualitätssicherung** durchgeführt werden sollen. Als Qualitätssicherung wird im Allgemeinen die Entwicklung von **Maßnahmen** (**-sytemen**) bezeichnet, die dazu beitragen, die Qualität einer Einrichtung stetig weiterzuentwickeln und langfristig das erreichte Qualitätsniveau zu sichern.

Das Beschwerdemanagement ist in der Gesamtorganisation als ein **Instrument der Qualitätssicherung** anzusehen, da es Aufschluss darüber gibt, in welcher Qualität die Leistungen aus der Sicht der Kunden erbracht werden. Durch die Vernetzung im Rahmen des Beschwerdemanagements kann sich die Einrichtung ein umfassendes Bild davon machen, wie die Qualität von den Kunden in den **unterschiedlichen** Bereichen der Leistungserbringung eingeschätzt wird. Dieser **Gesamteindruck** verschafft der Einrichtung die notwendigen Informationen, um die eigene Organisation und gleichzeitig die Wirksamkeit der qualitätssichernden Maßnahmen überprüfen zu können.

Durch das Beschwerdemanagement kommt es zu einer Steigerung oder Wiederherstellung der Kundenzufriedenheit. Als Maßnahme der Qualitätssicherung trägt es deshalb dazu bei, die Zielsetzung der Unternehmenskultur zu sichern.

2.1.3 Rechtliche Vorgaben zur Qualitätssicherung

Die Verpflichtung zur Qualitätssicherung jeder zugelassenen Einrichtung im Pflege- und Betreuungsbereich ergibt sich u. a. aus den folgenden Gesetzestexten:

Auszüge aus dem SGB XI
§ 80 SGB XI:
(1) Die Spitzenverbände der Pflegekassen, die Bundesarbeitsgemeinschaft der überörtlichen Träger der Sozialhilfe, die Bundesvereinigung der Träger der Pflegeeinrichtungen auf Bundesebene vereinbaren gemeinsam und einheitlich **Grundsätze und Maßstäbe** für die Qualität und Qualitätssicherung der ambulanten und stationären Pflege sowie das Verfahren zur Durchführung von Qualitätsprüfungen.
(2) Die zugelassenen Pflegeeinrichtungen sind verpflichtet, sich an Maßnahmen zur Qualitätssicherung zu beteiligen, bei stationärer Pflege erstreckt sich die Qualitätssicherung neben den allgemeinen Pflegeleistungen auch auf die Leistungen bei Unterkunft und Verpflegung (§ 87) sowie auf die Zusatzleistungen (§ 88).
Auszüge aus dem SGB V:
(nur für Leistungserbringer im Rahmen des SGB V relevant, z. B. für ambulante Pflegedienste)
§ 70 Abs. 1 S. 1 SGB V
Die Krankenkassen und die Leistungserbringer haben eine bedarfsgerechte und gleichmäßige, dem allgemeinen Stand der medizinischen Erkenntnisse entsprechende Versorgung der Versicherten zu gewährleisten

Nach § 132 **SGB V** sind in den gemeinsamen Rahmenempfehlungen die Maßnahmen zur Qualitätssicherung zu regeln.

2

■ *Die „Gemeinsamen Grundsätze und Maßstäbe"*

Einrichtungen im Gesundheitswesen müssen sich nach den „Gemeinsamen Grundsätzen und Maßstäben zur Qualität und Qualitätssicherung einschl. des Verfahrens zur Durchführung von Qualitätsprüfungen nach § 80 SGB XI" sowohl im ambulanten, stationären und teilstationären Bereich als auch im Kurzzeitpflegebereich an in- und externen Maßnahmen zur Qualitätssicherung beteiligen. Aus den „Gemeinsamen Grundsätzen und Maßstäben" geht einleitend hervor, an welcher Zielsetzung sich die Einrichtung bei der **Leistungserbringung** zu orientieren hat.

- Festgelegte Ziele für die **ambulante Pflege**, z. B.:
  - Ambulante Pflege soll die individuelle Lebenssituation und die Selbstversorgungskompetenz des Pflegebedürftigen respektieren und fördern. Dabei ist die Verzahnung mit anderen Leistungen der Gesundheitssicherung, der Alten- und Behindertenhilfe zu berücksichtigen.
  - Ambulante Pflege soll durch Information und Austausch eine partnerschaftliche Zusammenarbeit aller Beteiligten ermöglichen.
- Festgelegte Ziele für den **stationären Bereich**, z. B.:
  - Die Pflege und Versorgung in einer vollstationären Pflegeeinrichtung orientiert sich an einer menschenwürdigen Lebensqualität und Zufriedenheit des Bewohners.
  - Die Bewohner werden bei ihren Wahl- und Mitsprachemöglichkeiten unterstützt.
  - Die an der Pflege und Versorgung Beteiligten arbeiten partnerschaftlich zusammen. Hierzu gehört ein regelmäßiger Informations- und Erfahrungsaustausch. Mit dem Heimbeirat wird eng zusammengearbeitet.

Diese Ziele werden im Rahmen der Qualitätssicherung gesetzlich definiert und sollen die Qualität der Versorgung sicherstellen. Jede

2

Einrichtung trägt für die Zielerreichung selbst die Verantwortung und muss mit entsprechenden Maßnahmen die Umsetzung gewährleisten.

Folgende Maßnahmen zur Qualitätssicherung gehen aus den „Gemeinsamen Grundsätzen und Maßstäben" (beispielsweise) hervor:

- **Interne Maßnahmen:**
  - Einrichtung von Qualitätszirkeln
  - Einsetzung eines Qualitätsbeauftragten
  - Entwicklung und Weiterentwicklung von Pflegestandards
- **Externe Maßnahmen:**
  - Mitwirkung an Qualitätskonferenzen (regional und überregional)
  - Mitwirkung an Assessmentrunden

■ Wird das Beschwerdemanagement gesetzlich gefordert?

Die Einführung eines Beschwerdemanagements wird nicht explizit vom Gesetzgeber gefordert und gehört somit zu den **freiwilligen Maßnahmen** der Qualitätssicherung einer Einrichtung. Betrachtet man jedoch neben den Vorgaben des SGB XI, SGB V und der Zielsetzung der „Gemeinsamen Grundsätze und Maßstäbe" die Stärkung der Verbraucherposition und die Ausweitung der Mitbestimmung der Kunden im **Pflege-Qualitätssicherungsgesetz** und im **Heimgesetz,** wird deutlich, dass jede Einrichtung zukünftig ein weit reichendes Instrument der Qualitätssicherung etablieren muss, welches die Qualität der Versorgung auf allen Ebenen sichert und die Zusammenarbeitet aller Beteiligten gewährleistet.

Das Beschwerdemanagement ist für jede Einrichtung ein mögliches – wenn auch freiwilliges – Instrument der Qualitätssicherung, das die genannten Voraussetzungen erfüllt und die einzelnen Maßnahmen sinnvoll miteinander verknüpft. Es gilt als komplexe Maßnahme zur Qualitätssicherung, weil es u. a. ermöglicht, die **Unzufriedenheit** der Kunden systematisch zu erfassen, zu analysieren und zu bearbeiten. Sowohl die Bewohner, die Angehörigen als auch die Kooperationspartner und Mitarbeiter werden in den Prozess mit einbezogen. Hierdurch kommt es nicht nur zu einer Verbesserung der **Versorgungsqualität** und damit zu einer Steigerung der

Kundenzufriedenheit, auch die Einrichtung profitiert erheblich von den (Schwachstellen-) Informationen, die sie durch das Beschwerdemanagement erhält und auf die Organisation anwenden kann.

 Beschwerdemanagement ist mehr als die Erfüllung der gesetzlichen Vorgaben. Durch das Beschwerdemanagement drückt die Einrichtung ihre Philosophie im Sinne der Kundenorientierung aus.

2.2 Die Unternehmensstruktur

Für das Beschwerdemanagement-System müssen geeignete Strukturen vorhanden sein oder geschaffen werden, die eine erfolgreiche Umsetzung in die Praxis ermöglichen. Hierzu zählen die **personenbezogenen** und die **sachbezogenen** Ressourcen, über die eine Einrichtung verfügen muss. Gleichzeitig muss sichergestellt werden, dass die notwendigen finanziellen Mittel vom Einrichtungsträger bewilligt und zur Verfügung gestellt werden.

Grundsätzlich müssen diese Aspekte bereits vor Einführung des Beschwerdemanagments in der **Konzeptplanung** berücksichtigt und darauf basierend die Unterstützung der Geschäftsführung eingeholt werden. Ist das Vorhaben „Beschwerdemanagement" bereits in der Einführungsphase und wird nachträglich z. B. wegen nicht „genehmigter" Mittel abgebrochen, wirkt sich das sowohl auf die Kunden als auch auf die Mitarbeiter negativ aus.

Die folgende Checkliste soll einen groben Überblick ermöglichen, welche Aspekte bei der Konzeptentwicklung zur Genehmigung des Beschwerdemanagements berücksichtigt werden sollten.

■ *Checkliste „Beschwerdemanagementkonzept"*

Konzeptinhalt
- **Anlass:** Warum das Beschwerdemanagement vorrangig eingeführt werden soll, z. B. aufgrund der gesetzlichen Vorgaben zur

Qualitätssicherung (☞ 2.1.2), im Rahmen der Kundenorientierung oder aufgrund häufiger und bzw. oder anhaltender Beschwerden in einem oder mehreren Bereichen

- **Begründung:** Welche individuellen Vorteile und Nachteile sich aus dem Beschwerdemanagement für die Einrichtung ergeben können:
    - für die Kunden, z. B. „Vertrauen schaffen und Angehörige einbinden"
    - für die Einrichtung, z. B. Kundenbindung, Schwachstellenanalyse
    - für die Mitarbeiter, z. B. Eigenverantwortlichkeit wirkt sich motivierend aus
    - potenzielle Schwierigkeiten bzw. Risiken
    - Stärken und Schwächen der Einrichtung
- **Zielsetzung:** Was die Einrichtung mit dem Beschwerdemanagement erreichen will, welche konkreten qualitativen und quantitativen Ziele verfolgt werden
- **Maßnahmen:** Welche Maßnahmen geplant und vorgesehen sind; wie sie sich aus den zuvor definierten Zielen ableiten
- **Umfang:** Welche Maßnahmen in welchen Bereichen erfolgen, Maßnahmenabfolge und Verlauf
- **Zeitplanung:** Zeitplan für die einzelnen Planungs- und Durchführungsschritte
- **Kosten:** Aufstellung aller personen- und sachbezogenen Kosten für die Planung und Umsetzung sowie der „Dauerkosten"
- **Struktur:** Einplanung der benötigten strukturellen Rahmenbedingungen

🐺 *Tipps für die Praxis*

- ▶ Anhand der Checkliste das Rahmenkonzept erstellen und für sich selbst überprüfen, ob ein Beschwerdemanagement in der Einrichtung „machbar" wäre
- ▶ Das Konzept der Geschäftsführung bzw. Trägerschaft mit der Bitte um Genehmigung vorlegen
- ▶ Im persönlichen Termin alle relevanten Aspekte ausführlich besprechen

▶ Die Vor- und Nachteile des Beschwerdemanagements von Beginn an realistisch vorstellen, weil die Geschäftsführung auch hinter dem Beschwerdemanagement stehen muss, wenn Schwierigkeiten auftreten bzw. durch das Beschwerdemanagement Veränderungen entstehen

▶ Die Genehmigung für das Beschwerdemanagement auf jeden Fall schriftlich einfordern

2.2.1 Rücksicht auf personen- und sachbezogene Ressourcen

Die vorhandenen strukturellen Ressourcen nehmen Einfluss auf die Planung der konkreten Maßnahmen, anhand derer das Beschwerdemanagement umgesetzt werden soll. Daher ist es notwendig, die Einflussfaktoren bereits in der Planung zu berücksichtigen. Geht bei der Planung aus der Zielsetzung beispielsweise hervor, dass eine regelmäßige **„Beschwerdesprechstunde"** eingeführt werden soll, müssen hierzu zumindest die räumlichen Gegebenheiten (sachbezogene Ressource) in Form eines Sprechstundenraums vorhanden sein. Dieser Aspekt kann gerade für **ambulante Einrichtungen** von Bedeutung sein, weil diese oftmals über eine kleinere Bürofläche verfügen als stationäre Einrichtungen.

Gleichzeitig muss jede Einrichtung, die ein Beschwerdemanagement-System einführt, auch damit rechnen, dass sich aufgrund der eingehenden Beschwerden Veränderungen ergeben können, sofern die Beschwerdeursache dadurch behoben werden kann, z. B. im Personalbereich oder in der Organisationsstruktur.

 Jede Einrichtung muss anhand eines IST-SOLL-Vergleichs individuell überprüfen, ob für die geplanten Maßnahmen die dafür notwendigen (organisatorischen) Bedingungen vorhanden sind.

2

■ *Personenbezogene Ressourcen*

Mitarbeiter (☞ Kap. 3):
- Die **Anzahl** der Mitarbeiter muss ausreichen, um die Maßnahmen abzuarbeiten.
- Die **Qualifikation** der Mitarbeiter muss den Maßnahmen angemessen sein, z. B. eine Fachausbidlung bei pflegefachlichen Beratungsangeboten.
- **Fortbildungsmaßnahmen** müssen zeitlich berücksichtigt und inhaltlich geplant werden.
- Mitarbeiter müssen regelmäßig **freigestellt** werden, z. B. zu bereichsübergreifenden Besprechungen bzw. Workshops (dies kann Auswirkungen auf die Arbeitsorganisation haben).
- Mitarbeiterguppen aus unterschiedlichen (Beschwerde-) Bereichen müssen gebildet werden, um die Beschwerdebearbeitung durchzuführen.

■ *Sachbezogene Ressourcen*

Räumliche Gegebenheiten:
- Steht ein Raum zur Verfügung, der von der Größe geeignet erscheint?
- Ausstattung des Raums, z. B. ob der Raum renoviert oder Möbel angeschafft werden müssen
- Werden die Räume von anderen genutzt? Sind sie für die Teilnehmer regelmäßig zugänglich? Wenn ja, einen genauen Belegungsplan festlegen
- Muss ein Raum angemietet werden? Diese Frage ist besonders für ambulante Dienste zu beachten. Arbeitsräume sind zum einen für die Mitarbeitergruppen und zum anderen, je nach Zielsetzung, z. B. auch als Raum für eine Angehörigensprechstunde notwendig. Verfügt die Einrichtung nicht über die räumlichen Kapazitäten, müssen Alternativen gefunden werden. Einige gemeinnützige Institutionen stellen ihre Räume auch für andere soziale Einrichtungen zur Verfügung. Diese sind in der Regel kostenfrei oder gegen eine geringe „Spende" anzumieten. Oftmals ist es sogar möglich, z. B. Getränke zum Selbstkostenpreis zu erhalten. Beispiele:

- Alten- und Servicezentren
- Beratungszentren verschiedener gemeinnütziger Träger, Stiftungen
- Gemeinden und bzw. oder Städte

Arbeitsmaterial:
- Fachliteratur wie Bücher, Zeitschriften und Trainingsvideos
- Computer und -zubehör, z. B. für Schriftverkehr
- Moderationszubehör für Arbeitsgruppen wie z. B. Karten, Stifte und Folien
- Medien wie z. B. Overhead-Projektor, Meta-Plan (große Pinwand), Flip-Chart
- Drucksachen wie Plakate, Broschüren, Umfragebögen und Einladungen

Selbstverständlich müssen nicht alle Ressourcen immer gleichermaßen vorhanden sein. Welche notwendig sind, richtet sich auch nach den Maßnahmen, die abgearbeitet werden müssen. Gerade bei „knappen" finanziellen Mitteln kann die „Phantasie" weiterhelfen.

Tipps für die Praxis
▶ Bei der Raumsuche, z. B. für Informationsveranstaltungen, auch auf Kooperationspartner wie z. B. Stamm-Sanitätshäuser zurückgreifen; die meisten freuen sich über den Werbeeffekt und verfügen außerdem meist über sehr gut ausgestattete Schulungsräume
▶ Broschüren und Umfragebögen nicht immer in die Druckerei geben, sondern einen Mitarbeiter finden, der mit dem PC gut umgehen kann
▶ Große Pinwände aus einem Umzugskarton und Packpapier (neutrale Farbe) basteln (Pappkarton zusammenklappen und mit dem Packpapier doppelt beziehen)

2.2.2 Was „kostet" das Beschwerdemanagement?

Die Höhe der Kosten ist weitestgehend davon abhängig, in welchem **Umfang** das Projekt durchgeführt werden soll. Deshalb ist es bei der Planung und Festlegung der aus dem Beschwerdemanagement abgeleiteten Maßnahmen wichtig, diese auf ihre Eignung zu überprüfen. Die Kosten müssen in Relation zum **Aufwand** und der **Zielerreichung** stehen.

■ *Einfluss der Unternehmenskultur*

In Bezug auf die Kosten ist die **Unternehmenskultur** und die damit zusammenhängende Qualitätspolitik ausschlaggebend dafür, welchen Stellenwert das Beschwerdemanagement als Maßnahme der Qualitätssicherung im Unternehmen hat und wie viel Geld dafür zur Verfügung gestellt wird. Ein schlankes Beschwerdemanagement zeichnet sich durch wenige, dafür sinnvolle Maßnahmen aus, die zur Zielerreichung führen: Es sollen keine unnötigen Kosten durch eine falsch verstandene **Aktivitätenvielfalt** verursacht werden. Einzelne Maßnahmen können auch in bereits bestehende Maßnahmen der Qualitätssicherung eingebunden werden. Möglich ist, dass Mitarbeitertreffen, z. B. zur fallbezogenen Problemlösung der Beschwerde, ihren Platz in bestehenden **Qualitätszirkeln** oder anderen Arbeitskreisen erhalten (☞ Kap. 7).

Es sollte jedoch vermieden werden, einzig das Kosten-Kriterium in den Vordergrund zu stellen: Maßnahmen, die auch aus der Sicht der Kunden zur Verbesserung der Qualität beitragen, werden von diesen „honoriert". Zufriedene Kunden sind das **Kapital** jeder Einrichtung, indem sie langfristig Kunden bleiben und andere Kunden werben. Diese **„Werbekampagne"** ist für die Einrichtung sogar kostenlos! Darüber hinaus trägt die intensive Auseinandersetzung mit bestehenden Beschwerden auch dazu bei, dass Schwachstellen, z. B. in der Arbeitsorganisation, aufgedeckt werden, die in der Praxis oft die Ursache für unnötige Kosten sind.

■ *Personalkosten*

• **Neue Mitarbeiter (Gehälter)**
  – für Mitarbeiter, die langfristig neu eingestellt werden müssen
  – für externe Mitarbeiter, die nur punktuell eingesetzt werden, z. B. 2 × jährlich für die persönliche Kundenbefragung

- **Fortbildungskosten**
  - Kommunikationsgrundlagen
  - Fragetechniken
  - Konfliktlösung
  - EDV-Anwendung
  - Beschwerdemanagement

Die mit der Schulung beauftragte Bildungs- und bzw. oder Beratungseinrichtung sollte unbedingt über **Erfahrung** im Beschwerdemanagementbereich verfügen.

- **Mitarbeitergruppen zur Beschwerdebearbeitung** (☞ Kap. 7)
  - Mitarbeiter 1: Verwaltung = X_1,– Euro pro Stunde
  - Mitarbeiter 2: Hauswirtschaft = X_2,– Euro pro Stunde
  - Mitarbeiter 3: Pflege- bzw. Betreuungsbereich = X_3,– Euro pro Stunde

In der Einführungsphase kann es erforderlich sein, dass sich die Mitarbeiter häufiger treffen müssen, z. B. 14-tägig über acht Monate = 16 Sitzungen: $16 \times X_1 \times X_2 \times X_3$ = Summe X Euro Mitarbeitergruppenkosten pro Einführungsphase. Nach der Einführungsphase können die Sitzungsabstände erweitert werden, z. B. 2 × monatlich über 12 Monate = 24 Sitzungen: $24 \times X_1 \times X_2 \times {}_3$ = Summe X Euro Mitarbeitergruppenkosten jährlich.

■ *Sachkosten*

Materialkosten:
- Arbeitsmaterialien, z. B. Literatur, Schreibmaterial, EDV
- Medien, z. B. Moderationsmedien
- Drucksachen, z. B. Umfragebögen, Plakate, Broschüren, Einladungen
- Kosten für z. B. Kummer-Briefkästen

Sonstige Kosten:
- Raummiete (in der Einführungsphase häufiger benötigt)
- Renovierungs- und Einrichtungskosten für Räume
- Verpflegungskosten, z. B. Getränke, Dekoration für Angehörigenabende, Sprechstunden

Beratungskosten für eine externe Projektbegleitung:
Im Gesundheitswesen gibt es bisher nur vereinzelt Beratungsfirmen, die wirklich auf die Besonderheiten des Pflegebereichs spezialisiert sind und sich gleichzeitig mit dem Beschwerdemanagement befassen. Ist eine solche Beratungsfirma gefunden, bietet diese in der Regel „**Pauschalvergütungen**" für die Entwicklung und Einführung des Beschwerdemanagements an. Der Vorteil für die Einrichtung ist die vorherige **Planungsmöglichkeit** der Kosten. Mitarbeiterschulungen sind in der Regel in den Kosten enthalten und speziell auf das Beschwerdemanagement abgestimmt.

■ *Budgetverantwortung für die Mitarbeiter*

Die **Selbstverwaltung** eines (Teil-) Budgets wirkt sich auf die Mitarbeiter nicht nur motivierend aus, sondern bewirkt zusätzlich, dass sie lernen, Prioritäten zu setzen und die eigenen Vorstellungen an die Grenzen der Einrichtung anzugleichen.
Verwalten die Mitarbeiter das Budget selbstständig, akzeptieren sie auch eher „Notlösungen", anstatt ihre Wünsche nur an die Leitungskraft zu richten, die dann entscheidet, ob etwas angeschafft wird oder nicht. Erfahrungsgemäß sind die Mitarbeiter bemüht, dass Budget nicht voll auszuschöpfen. Sinnvoll können hier auch „**Prämien**" sein, z. B. dass die Mitarbeiter einen Teil der „Einsparungen" zur freien Verfügung haben.

■ *Kostenabweichung*

Da die Realität bei der Einführung und Umsetzung des Beschwerdemanagements nicht immer zu 100 % dem entspricht, was die Planung und das Konzept festgelegt haben, kann es zu **Abweichungen** im Kostenbereich kommen. Um für diesen Fall gerüstet zu sein, empfiehlt es sich, diese schon in der Konzeptplanung zu berücksichtigen und einen pauschalen Kostenaufschlag von 10–15 % in den Bereichen vorzunehmen, die Schwankungen unterworfen sein können. Dies bezieht sich hauptsächlich auf die **Personalkosten**, da sich im Gegensatz zu den meist gut planbaren Sachkosten in diesem Bereich am häufigsten Schwankungen ergeben.

Tipps für die Praxis

▶ Kosten für die Mitarbeiterfortbildung von ihrer Grundqualifikation abhängig machen

▶ Fortbildungsprofile für die Mitarbeiter erstellen; wenn bereits Schulungen im Kommunikationsbereich erfolgt sind, verringert sich der Schulungsbedarf

▶ Einige Bundesländer stellen finanzielle Zuschüsse zur Verfügung. Einzeln prüfen, ob die Bezuschussung von z. B. Kommunikation und Konfliktlösung im aktuellen Jahresbudget vorgesehen ist, und ggf. beantragen

▶ Gesamte Schulung von einer Institution durchführen zu lassen, um Reibungsverluste zu vermeiden (wirkt sich meist auch positiv auf die Kosten aus)

▶ Festes Budget für die verschiedenen Bereiche festlegen, z. B. Arbeitsmaterialien, Literatur und Raumeinrichtung

▶ Einem Mitarbeiter (oder einer Gruppe) die Verantwortung für das Budget übergeben

▶ Mitarbeiter ausführlich über die „Budget-Bedingungen" informieren
  – welche Sachen angeschafft werden sollen
  – die Zielvorgaben (was soll mit den Mitteln erreicht werden)
  – die generelle Vorgehensweise, Protokollwesen, Berichterstattung
  – die bestehenden Kooperationen (mit relevanten Zulieferern)
  – die Höhe des Budgets, Zeitrahmen

▶ Regelmäßig „Bericht erstatten" lassen, z. B. 1 × monatlich festlegen

▶ Mitarbeiter nicht sich selbst überlassen und besonders zu Beginn begleiten

2.3 Die Unternehmensziele

Viele Einrichtungen beginnen bei der Auseinandersetzung mit dem Thema Beschwerdemanagement mit der Frage: „Was wollen wir zuerst einführen: Eine Sprechstunde für Angehörige oder eine

direkte Befragung der Kunden?". Nicht selten steht dabei die Maßnahme und deren Umfang und nicht die **Zielsetzung** im Vordergrund. Um die **Wirksamkeit** (Zielerreichung) einer Maßnahme
beurteilen zu können, muss jedoch zuvor das Ziel definiert werden,
das mit der Durchführung der Maßnahme erreicht werden soll.
Erst durch die Zieldefinition wird es möglich, „zufälliges" Tun aus-
zuschalten (hohe Kosten, geringer Nutzen) und zielgerichtet und
an den Ressourcen orientiert zu handeln.

Der Umfang des Beschwerdemanagements und die damit verbundenen Kosten sind also im wesentlichen von der Zielsetzung und
den daraus abgeleiteten Maßnahmen abhängig: Welche **Maßnahmen** müssen mit welchem **Aufwand** und in welchem **Umfang**
durchgeführt werden, um die zuvor definierten **Ziele** verwirklichen
zu können? Die Ziele müssen klar definiert und für alle Beteiligten
verständlich sein. Nur wenn die Mitarbeiter ausreichend Kenntnis
über die Zielsetzung haben, ist es ihnen auch möglich, diese Zielsetzung durch Einsatz von geeigneten Maßnahmen zu erreichen
(zielgerichtetes Handeln).

„Wer vom Ziel nichts weiss, wird den Weg nicht finden"
(Morgenstern)

2.3.1 Zielhierarchien innerhalb des Unternehmens

Die Zielpyramide verdeutlicht die **hierarchischen Handlungsziele**
einer Einrichtung. Um den Umfang des Beschwerdemanagements
bestimmen zu können, müssen zuvor die Ziele festgelegt werden,
die durch das Beschwerdemanagement erreicht werden sollen.
Unter Zuhilfenahme der **Zielpyramide** können die qualitativen
und quantitativen Ziele von der Unternehmenskultur bis zu den
Unterzielen heruntergebrochen und definiert werden. Erst durch
das Festlegen der Ziele ist es möglich, die Maßnahmen abzulei-
ten.

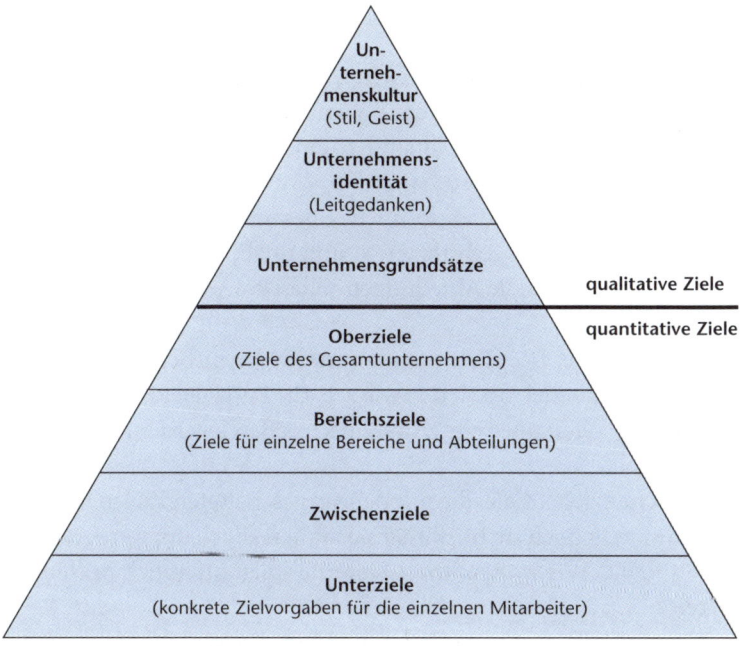

2

Abb. 2: Die Zielpyramide nach Dr. Herbert Asselmeyer (Universität Hildesheim: Organisationsentwicklung)

■ Qualitative Ziele

Qualitative Ziele (auch **strategische** Ziele genannt) sind von langfristiger und übergeordneter Bedeutung, d. h. sie bilden sozusagen die „Rahmenbedingungen" für die nachfolgenden Zielebenen.

- **Unternehmenskultur:** Gemeint ist der „Geist", der Stil einer Einrichtung, z. B. eine christliche Weltanschauung und Wertvorstellung
- **Unternehmensidentität:** Das konkrete „Leitbild" der Unternehmung (☞ 2.1), z. B. die zentrale Aussage: „Der Mensch steht im Mittelpunkt unseres Handelns"
- **Unternehmensgrundsätze:** Grundsatzziele der Einrichtung, z. B. Ganzheitliche Pflege bzw. Betreuung; Kundenorientierung

2

■ *Quantitative Ziele*

Quantitative Ziele (auch **taktische** Ziele genannt) dienen der Erreichung bzw. der Verwirklichung von strategischen Zielen in der Praxis. Die taktischen Ziele sind nachweisbar bzw. messbar. Die Zielerreichung ist überprüfbar.

- **Oberziele:** Konkrete Ziele für das gesamte Unternehmen, z. B. die Kunden sollen selbstbewusst und unabhängig ihre Wünsche äußern können; alle Abteilungen sollen konstruktiv zusammenarbeiten.
- **Bereichsziele:** Die Ziele für die verschiedenen Bereiche, die sich aus den Oberzielen ableiten wie z. B. die Bereiche Pflege und Verwaltung sollen über ein systematisches Beschwerdemanagement verfügen.
- **Zwischenziele:** Ziele, die mit den vorgeschalteten Zielen verbunden sind, jedoch nicht primär aus ihnen abgeleitet werden müssen, z. B.: „Wir wollen unser Unternehmen öffentlich präsentieren".
- **Unterziele:** Aus diesen Zielen können die Maßnahmen für die Mitarbeiter abgeleitet werden, z. B.: Systematische Erfassung bzw. Bearbeitung und Evaluation (Auswertung) der Beschwerden. Eine daraus abgeleitete Maßnahme wäre z. B. die Erarbeitung von Erhebungsbögen zur Erfassung der Kunden (Un-)zufriedenheit).

■ *Ziele im Einklang*

Für die Umsetzung der Ziele ist es wichtig, sich Klarheit darüber zu verschaffen, in welcher **Zielebene** die Ziele einzuordnen sind. Gleichzeitig muss berücksichtigt werden, dass sich sowohl die qualitativen als auch die quantitativen Ziele im gegenseitigen Einklang befinden müssen. Das bedeutet, dass die Unterziele sowohl mit den Oberzielen und diese wiederum mit den Zielen der Unternehmenskultur übereinstimmen müssen.

Stehen die einzelnen Zielebenen im **Widerspruch** zueinander, ist dies ein Hinweis auf einen bestehenden Zielkonflikt. In diesem Fall müssen die einzelnen Zielsetzungen erneut überprüft bzw. verändert werden. Hierdurch wird vermieden, dass Maßnahmen abgeleitet werden, die sich im Widerspruch z. B. zu den Grundsatzzielen der Einrichtung befinden. Bleibt der Widerspruch bestehen, wirkt sich das durchgehend negativ auf die praktische Umsetzung aus.

2.3.2 Ziele unter Einbeziehung der Mitarbeiter bearbeiten

Bevor die Maßnahmen geplant werden können, müssen die mit dem Beschwerdemanagement zusammenhängenden Ziele definiert und auf bestehende oder drohende **Zielkonflikte** überprüft werden. Die Zielbearbeitung sollte unter Einbeziehung der **Mitarbeitergruppe** durchgeführt werden, die sich auch im weiteren Verlauf mit der inhaltlichen Ausarbeitung und Umsetzung des Beschwerdemanagements beschäftigen wird (☞ Kap. 4 und 7). Sind die Mitarbeiter schon bei der Festlegung der Ziele einbezogen, wird die Zielsetzung für die einzelnen Personen leichter nachvollziehbar sein. Die daraus abgeleiteten Maßnahmen werden auf eine größere **Akzeptanz** der Basis treffen. Die Mitarbeiter identifizieren sich mit „ihren Zielen" und werden diese, auch wenn die Maßnahmen zur Zielerreichung „unerfreulich" sind, eher in die Praxis umsetzen und positiv auf die nicht direkt beteiligten Mitarbeiter einwirken. Folgende Vorgehensweise zur Zielbearbeitung ist möglich:

- Die **qualitativen Ziele** der Einrichtung anhand der Zielpyramide benennen:
  - mit der Unternehmenskultur beginnen und die Hierarchieebenen einhalten
  - sich dabei am Unternehmenskonzept und dem Einrichtungsleitbild orientieren
  - auf die Übereinstimmung der Ziele untereinander achten und Zielkonflikte aufdecken
- Die **quantitativen Ziele** im Zusammenhang mit dem Beschwerdemanagement definieren:
  - mit den Oberzielen beginnen und die Hierarchieebenen einhalten

- auf die Übereinstimmung der Ziele untereinander achten und Zielkonflikte aufdecken
- überprüfen, ob die quantitativen Ziele zur Verwirklichung der qualitativen Ziele führen oder ob Widersprüche erkennbar sind
- Anhand der Ergebnisse einen **Zielkatalog** erstellen
  - Prioritäten setzen: Hauptziele von Nebenzielen unterscheiden
  - Nah- und Fernziele (kurz- bzw. langfristige Ziele) benennen
- Die konkreten **Maßnahmen** ableiten und anhand der definierten Ziele die Maßnahmen beschreiben, die zur Zielerreichung führen

Tipps für die Praxis

▶ Sobald Unklarheiten z. B. über bestehende Zielkonflikte bestehen, die Zielsetzung mit (anderen) Leitungskräften diskutieren

▶ Durch die Auseinandersetzung mit anderen Personen prüfen, ob die Ziele so eindeutig formuliert sind, dass sie für jeden gleichermaßen verständlich sind

2.3.3 Zielorientierte Maßnahmen auswählen

Fallbeispiel

Die Arbeitsgruppe „Beschwerdemanagement" steht vor einer schwierigen Aufgabe: Bei dem letzten Treffen haben sie anhand der Zielpyramide erarbeitet, dass die Einbeziehung der Angehörigen in der Einrichtung bisher vernachlässigt wurde. Diese Kundengruppe soll nun verstärkt eingebunden werden. Im Vordergrund der Zielsetzung steht nun, sich einen reellen Überblick über die Bedürfnisse, Wünsche und die Erwartungen der Angehörigen zu verschaffen. Die Gruppenmitglieder haben **mehrere** Maßnahmen erarbeitet, die zur Zielsetzung sinnvoll wären:

- Persönlich oder schriftlich durchgeführte Kundenumfragen
- Angehörigenabende mit verschiedenen Themenschwerpunkten
- Regelmäßige Beschwerdesprechstunde
- Regelmäßige offizielle Besprechung zwischen Pflegekräften und (pflegenden) Angehörigen

Die Arbeitsgruppe findet eigentlich, dass alle Maßnahmen gleichermaßen sinnvoll wären, haben jedoch von der Heimleitung den Auftrag erhalten, die notwendigen Rahmenbedingungen und die Kosten jeweils in der Planung zu berücksichtigen. Erst anschließend soll festgelegt werden, welche Maßnahmen mit welcher Regelmäßigkeit in die Praxis umgesetzt werden (können).

Das Fallbeispiel macht deutlich, dass in der Regel mehrere Maßnahmen in Frage kommen, um eine Zielsetzung zu erreichen. Dementsprechend schwierig kann die Entscheidung darüber sein, welche Maßnahme für die Einrichtung am besten zu verwirklichen ist. Deshalb müssen für alle Maßnahmen jeweils die **Kosten** und die personellen und sachbezogenen **Ressourcen** ermittelt werden (☞ 2.2). Hierdurch kann die Einrichtung prüfen, welche Maßnahmen unter Berücksichtigung aller Einflussfaktoren für die jeweilige Einrichtung am ehesten zu verwirklichen sind. Die endgültige Entscheidung, welche Maßnahme für die Einrichtung richtig ist, kann nur individuell getroffen werden.

Obwohl es gerade in der heutigen Situation der Anbieter im Gesundheitswesen erforderlich ist, die Kosten in den Vordergrund zu stellen, ist diese Vorgehensweise im Beschwerdemanagement nicht angebracht: Maßnahmen, die aus Sicht der Kunden nicht die gewünschte (aber versprochene) Wirksamkeit erzielen, schaden der **Glaubwürdigkeit** des Beschwerdemanagements und dem **Ansehen** der Einrichtung erheblich.

Die folgende Vorgehensweise ist zur Auswahl der Maßnahmen sinnvoll:

- **Ermittlung des SOLL-Zustandes**
  - Für jede Maßnahme einzeln festlegen, welche strukturellen Ressourcen (Rahmenbedingungen) gewährleistet sein müssen
  - Um anschließend die Kosten übersichtlicher ermitteln zu können, die strukturellen Einflussfaktoren in personenbezogene und sachbezogene Ressourcen einteilen (☞ 2.2.1)
- **Ermittlung des IST-Zustandes**
  - Überprüfen, welche Ressourcen die Einrichtung aktuell zur Verfügung stellen kann, z. B., ob für die Sprechstunde geeignete Räume zur Verfügung stehen

- **Ermittlung des zukünftigen Bedarfs**
  - Die notwendigen Ressourcen mit den tatsächlich gegebenen Ressourcen gegenüberstellen und festhalten, welche Ressourcen nun zusätzlich bereitgestellt werden müssten, z. B. ob der Raum renoviert werden oder ein Raum angemietet werden muss
- **Kostenplanung**
  - Ausarbeiten, welche Kosten anhand der Bedarfsplanung entstehen
  - Bei der Kostenplanung ebenfalls in Personal- und Sachkosten unterscheiden (☞ 2.2.2)
  - Die Kostenabweichung berücksichtigen und „draufschlagen"
- **Auswahl der Maßnahme**
  - Heimleitung oder Pflegedienstleitung müssen gemeinsam mit der Arbeitsgruppe festlegen, welche Maßnahme sich die Einrichtung anhand der Überprüfung „leisten kann" und für welche Maßnahme die strukurellen und organisatorischen Voraussetzungen gegeben sind

3

Mitarbeiter aktiv
unterstützen

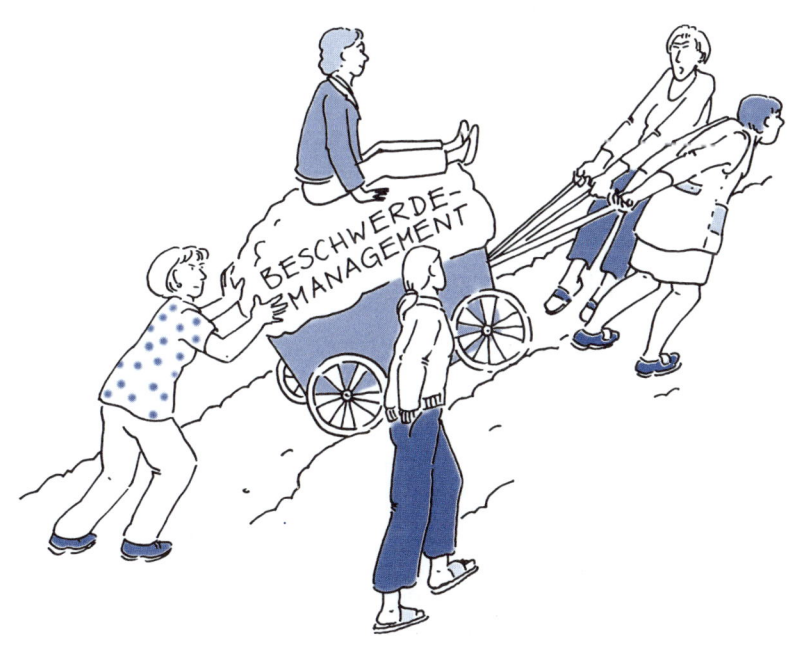

Das Verhalten und die Motivation der Mitarbeiter ist im Beschwerdemanagement von besonderer Bedeutung, da es die Mitarbeiter sind, die als **„Aushängeschild"** der Einrichtung täglich die Philosophie des Beschwerdemanagements an die Kunden weitergeben. Die Führungskräfte müssen deshalb ihre Mitarbeiter auf dem Weg zur **Kundenorientierung** aktiv unterstützen und ihnen gleichzeitig ein gutes Vorbild sein.

3

3.1 Das „vorgeführte" Beschwerdemanagement

Die Umsetzung des Beschwerdemanagements kann nur erfolgreich verlaufen, wenn sich alle beteiligten Mitarbeiter mit dem Vorhaben identifizieren und an dessen Erfolg interessiert sind. Dies kann nur erreicht werden, indem die Mitarbeiter kooperativ in die einzelnen Entstehungsphasen einbezogen und aktiv an der Gestaltung beteiligt werden. In welchem Umfang dies ermöglicht wird, hängt im Wesentlichen vom **Führungsverständnis** der Leitungskraft ab.

■ Kundenorientierung durch Mitarbeiterorientierung

Mitarbeiter werden von der Unternehmenskultur und der daraus resultierenden Zielsetzung auf unterschiedliche Weise beeinflusst: Zum einen unmittelbar, indem sie die **taktischen Ziele** ausführen und in die Praxis umsetzen müssen und zum anderen mittelbar durch die **strategische Zielsetzung**, die Grundhaltung der Einrichtung, die das (soziale) Arbeitsumfeld der Mitarbeiter maßgeblich gestaltet (☞ Kap. 2.1). Die Unternehmenskultur prägt somit auch wesentlich den sozialen Umgang der Mitarbeiter untereinander und das Führungsverständnis der Leitungskräfte.
Das Führungsverhalten der Leitungskräfte prägt über die Mitarbeiter wiederum maßgeblich die Kundenorientierung: Die im Beschwerdemanagement angestrebte **Kundenorientierung** kann nur durch **Mitarbeiterorientierung** erreicht und langfristig gesichert werden. Als Führungskraft die Kundenorientierung einzufordern, ohne selbst mitarbeiterorientiert zu führen, wird erfolglos bleiben.

Mitarbeiter, die nicht an ihren Bedürfnissen und Fähigkeiten orientiert geführt werden, haben in aller Regel Schwierigkeiten, zu den Kunden eine vertrauensvolle und respektvolle Beziehung aufzubauen, da die Führungskräfte ihnen auch nicht auf diese Weise begegnen. Die Mitarbeiter distanzieren sich von den Vorgesetzten und als Folge davon auch von den Zielen der Einrichtung und übertragen das Verhalten der Führungskräfte auf die Kunden.

■ Einfluss auf die Mitarbeiter

Bei „Führung" handelt es sich um eine spezifische Form des sozialen Einflusses bzw. um die bewusste und zielbezogene Beeinflussung von Menschen. Das Führungsverhalten ist nicht nur von der **Persönlichkeit** des Führenden abhängig, sondern wird auch von der **spezifischen Situation** beeinflusst. Das situative Führungsverhalten ist somit abhängig von verschiedenen Faktoren, wie z. B. der Art der Arbeitsanforderung, den Rahmenbedingungen oder der zur Verfügung stehenden Zeit. Es gibt somit nicht den richtigen Führungsstil für alle Situationen. Für das Beschwerdemanagement, das die Einbeziehung der Mitarbeiter voraussetzt, ist jedoch der **kooperative Führungsstil** am besten geeignet.

„Führung heißt, einen Mitarbeiter bzw. eine Gruppe unter Berücksichtigung der jeweiligen Situation auf gemeinsame Ziele und Werte hin beeinflussen." (Stroebe und Stroebe, 1992)

■ Kooperative Mitarbeiterführung

Der kooperative Führungsstil, auch als demokratischer oder sozialintegrativer Führungsstil bezeichnet, ist durch eine hohe **Mitarbeiterorientierung** geprägt und bereitet dadurch die Grundlage für die Zielsetzung „Kundenzufriedenheit". Kooperative Führung bedeutet, dass die Mitarbeiter als gleichberechtigte Partner an den Entwicklungs- und Arbeitsprozessen im Unternehmen beteiligt werden und sich selbst anhand klarer Zielvorgaben verwirklichen können. Diese Führungsphilosophie ist gleichzeitig geprägt durch eine hohe **Leistungsorientierung**, die allerdings nur erreicht werden kann, wenn die Vorgesetzten einen großen Teil ihrer Aufmerksamkeit auf die Belange der Mitarbeiter verwenden.

Das kooperative Führungsverhalten ist durch ein **humanistisches Menschenbild** geprägt und ist unseren heutigen sozialen Normen und Werten, die auch im Arbeitsumfeld ihre Gültigkeit haben, angemessen. Kooperative Führung zeichnet sich dadurch aus, dass Mitarbeiter

- an Entscheidungen beteiligt werden
- über eigene Entscheidungsbereiche verfügen
- vorrangig unterstützt statt negativ kontrolliert werden
- nicht demotiviert werden
- gemessen an ihren Fähigkeiten gefördert werden
- sich selbst verwirklichen können.

Was die Mitarbeiter von den Führungskräften der Einrichtung „vorgelebt" bekommen, werden sie auch an die Kunden weitergeben. Fühlt sich ein Mitarbeiter als eine integrierte, respektierte und notwendige Arbeitskraft der Einrichtung, wird er dieses positiv Erlebte auf die Kunden übertragen. Erst hierdurch wird die Kundenorientierung zu mehr als einem schriftlich festgelegten Ziel; sie wird von den Kunden als lebendig und glaubwürdig empfunden und entsprechend honoriert.

3.2 Einstellung und Motivation der Mitarbeiter

Die Mitarbeiter stellen die wichtigste Ressource in einer Einrichtung dar. Sie haben den direkten Kontakt zu den Kunden und erbringen die eigentliche Leistung am Kunden. Ihr **Verhalten** bestimmt die **Qualität** und damit auch die **Kundenzufriedenheit**. Mitarbeiter, die im Beschwerdemanagement eingesetzt werden, müssen neben fachlicher Qualifikation und Sozialkompetenz dazu motiviert sein, die eigene Tätigkeit am Kunden zu orientieren.

3.2.1 (Wie) können Mitarbeiter motiviert werden?

Basierend auf dem humanistischen Menschenbild und der Einstellung, dass Mitarbeiter immer **von Natur aus** motiviert sind, besteht nach R. K. Sprenger (vgl. Mythos Motivation, Frankfurt 2001) die Aufgabe der Führungskraft darin, die Mitarbeiter nicht zu demotivieren, sondern aktiv zu motivieren.

Die Kernaussage seiner (**De-**) **Motivationstheorie** ist, dass Motivation immer dann stattfindet, wenn die Leistungsbereitschaft gesteigert werden soll. Damit unterstellt man jedoch den Mitarbeitern, dass sie nicht ihre volle Bereitschaft zur Verfügung stellen. Um dies zu „verbessern", werden **Anreizsysteme** geschaffen, die zwar kurzfristig erfolgreich sein können, aber langfristig die natürlich vorhandene Motivation nicht nur verringern, sondern zerstören. Die Frage für Führungskräfte müsste nach diesem Ansatz nicht lauten: Was muss eine Führungskraft tun, um Mitarbeiter zu motivieren?", sondern: „Was muss sie tun, um die Mitarbeiter nicht zu demotivieren?".

3

■ *Leistungsbereitschaft der Mitarbeiter*

Alle Motivationsbemühungen beziehen sich auf die Leistungsbereitschaft der Mitarbeiter, also durch welche Maßnahmen die Bereitschaft der Mitarbeiter zur Leistungserbringung gesteigert werden kann. Dabei unterstellt man ihnen jedoch automatisch, dass ihre Bereitschaft nicht hoch genug ist, sie also ein **Defizit** in der Leistungsbereitschaft haben. Die Leistungsbereitschaft der Mitarbeiter hängt jedoch maßgeblich davon ab, ob sie über die notwendigen **Fähigkeiten** zur Leistungserbringung verfügen und die **äußeren Rahmenbedingungen** so gestaltet sind, dass die Mitarbeiter überhaupt die Möglichkeit haben, ihre Leistungsfähigkeit auszuleben. Die Bemühungen der Führungskräfte dürfen somit nicht darin liegen, die Leistungsbereitschaft durch (Motivations-) Anreize zu steigern, sondern sie müssen die Fähigkeiten der Mitarbeiter fördern und ein der Leistungsfähigkeit entsprechendes äußeres Arbeitsumfeld schaffen, um Demotivation zu vermeiden.

Folgende **Bedingungen** sind notwendig, um Mitarbeiter nicht zu demotivieren:

- Glaubwürdigkeit des Vorgesetzten
- mehr Zutrauen in die Fähigkeiten der Mitarbeiter
- Achtung und Berücksichtigung der Kompetenz des einzelnen Mitarbeiters
- Förderung der individuellen Fähigkeiten
- Aufgabenverteilung darf nicht zur Über-oder Unterforderung der Mitarbeiter führen
- Betroffene zu Beteiligten machen und Mitarbeiter in ganzheitliche Aufgaben einbinden
- Schaffung von Freiräumen bezüglich Selbstbestimmung und Entscheidungsfreiheit
- Übertragung von Verantwortung

Der kooperative Führungsstil, der durch eine hohe **Leistungsorientierung** geprägt ist, bestätigt die These von Sprenger insofern, dass Mitarbeiter, die eine hohe Leistung erbringen, über die dementsprechende **Bereitschaft** verfügen müssen. Voraussetzung dafür ist die Mitarbeiterorientierung, die auf den selben Prinzipien der (De-) Motivationstheorie beruht: Die partnerschaftliche Einbindung der Mitarbeiter und die aktive Selbstgestaltung der Arbeitsorganisation, was nichts weiter bedeutet als Demotivation zu vermeiden.

■ *Vermeidbare Demotivation*

Fallbeispiel
Die Pflegedienstleitung Frau Hucke war kürzlich auf einer Fortbildung über Mitarbeitermotivation und möchte nun im Sinne der Motivation die Mitarbeiter in ihrem ambulanten Dienst mehr beteiligen und einbeziehen. Im Rahmen des Beschwerdemanagements möchte sie, dass die Mitarbeiter gemeinsam einen Umfragebogen für Bewohner und Angehörige erarbeiten, der den Zufriedenheitszustand der Kunden ermitteln soll. Diese Aufgabe gibt sie an die Mitarbeiter weiter, erklärt ihnen, um was es geht, und setzt ihnen einen zeitlichen Rahmen zur Ausarbeitung der Umfrage. Frau Hucke fordert ihre

Mitarbeiter auf, sich einfach an die Arbeit zu machen und die eigenen
Vorstellungen einzubringen. Die Mitarbeiter beginnen mit der Aus-
arbeitung und merken dabei, dass ihnen die grundlegenden Aspekte
einer Umfrage, wie z. B. ob ein gemeinsamer Umfragebogen für
Angehörige und Bewohner sinnvoll ist, nicht eindeutig klar sind und
wenden sich hilfesuchend an die Pflegedienstleitung.
Die weitere Bearbeitung erfolgt nach dem gleichen Muster:
Die Mitarbeiter sollen erstmals so verfahren, wie sie es selbst
einschätzen und wenden sich dann, da sie in der Praxis „scheitern",
immer wieder an ihre Vorgesetzte. Nach einigen Wochen zeigen die
Mitarbeiter immer weniger Interesse an „ihrer" Aufgabe und die
PDL muss, um dies auszugleichen, immer mehr Aktivität zeigen.
Sie wundert sich über die mangelnde Motivation ihrer Mitarbeiter.

In dem Fallbeispiel wollte Frau Hucke durch die Beteiligung und
Übertragung von eigenen Aufgaben zur Motivation der Mitarbeiter beitragen. Tatsächlich hat sie aktiv zur **Demotivation** beigetragen, indem sie den Mitarbeitern eine Aufgabe zugeteilt hat, ohne sie
für die Aufgabe zu qualifizieren und die notwendigen Rahmenbedingungen zu schaffen.

Die Mitarbeiter waren mit der Erstellung eines Umfragebogens
überfordert, weil ihnen das Wissen zur selbstständigen Bearbeitung
fehlte. Die Mitarbeiter hätten grundlegende **Informationen** über
das Beschwerdemanagement als solches erhalten müssen und
hätten z. B. eine Fortbildung benötigt, wie Umfragen inhaltlich zu
gestalten sind und welche Besonderheiten beachtet werden müssen
(☞ Kap. 6). Gleichzeitig war schon die Tatsache demotivierend,
dass die Mitarbeiter lediglich die Aufgabe „abzuarbeiten" hatten,
statt an der Entstehung beteiligt zu sein (**Maßnahmenauswahl**).
Zudem hat sich mit steigender (Wieder-) Einbindung der Pflegedienstleitung die Demotivation der Mitarbeiter verstärkt, weil sie
sich immer weniger mit „ihrer" Aufgabe identifizieren konnten.

▪ Kreislauf der Demotivation

Mitarbeiter unterliegen im Laufe ihres beruflichen Werdegangs
vielfältigen **Motivationsversuchen** von Führungskräften, die sich

3

auf die Steigerung ihrer Leistungsbereitschaft beziehen. Gleichzeitig erleben sie, dass für ihre (gesteigerte) Bereitschaft nicht der notwendige äußere Rahmen zur Verfügung gestellt wird.

Was bringt aber Motivation, wenn die Mitarbeiter das „Ergebnis" der Motivation, die gesteigerte Leistungsbereitschaft, aufgrund der Rahmenbedingungen nicht ausleben können? Sie werden demotiviert. Um dieser Demotivation zu begegnen, reagieren die Führungskräfte mit weiteren Motivationsversuchen, was wiederum zur Folge hat, dass sich die Demotivation verstärkt! Dieser **Kreislauf** führt zwischen Vorgesetzten und Mitarbeitern oftmals dazu, dass sich die „Fronten" verhärten und im Laufe der Zeit keine Basis mehr für ein kooperatives Miteinander besteht.

In der täglichen Praxis haben wir es also nicht mit Mitarbeitern zu tun, die von sich aus **nicht** motiviert waren, sondern mit Mitarbeitern, die **nicht mehr** motiviert sind. Die Aufgabe der Führungskraft besteht nun darin, die Faktoren zu beseitigen, die zur Demotivation geführt haben.

■ *Demotivation verringern*

Die natürliche Motivation wiederherzustellen ist ein langer Prozess, der **Offenheit** und **Selbstkritik** von Seiten der Führungskraft verlangt und ein hohes Maß an sozialer Kompetenz im Umgang mit Mitarbeitern erfordert. Die Demotivation der Mitarbeiter wird sich erst verringern, wenn die Führungskraft sowohl auf der Beziehungsebene als auch auf der Inhaltsebene parallel die Faktoren der Demotivation beseitigt.

- **Beziehungsarbeit:** Demotivierte Mitarbeiter sind misstrauisch und können gerade anfänglich ablehnend reagieren und die Haltung einnehmen „erst einmal abwarten, was jetzt wieder kommt". Die Führungskraft muss vermitteln, dass sie ernsthaft daran interessiert ist, die Mitarbeiter als beteiligte Partner in der gemeinsamen Aufgabe zu respektieren. Dies gelingt nur, wenn die Führungskraft auch auf lange Sicht glaubwürdig erscheint, d. h. es darf keine Diskrepanz zwischen dem „Gesprochenen" und der Realität auftreten. Beispielsweise erscheint die Führungskraft unglaubwürdig, wenn sie von einem konstruktiven Umgang mit Beschwerden spricht und gleichzeitig in konkreten Beschwerdesituationen nach schuldigen Mitarbeitern sucht. In diesem Fall wird die Demotivation verstärkt statt verringert.

- **Inhaltliche Arbeit:** Mitarbeiter können ihre Leistungsfähigkeit nur soweit ausleben, wie es die Rahmenbedingungen zulassen. Verlangt die Führungskraft „mehr" von den Mitarbeitern, z. B. durch die Einführung eines Beschwerdemanagements, muss sie die dementsprechenden Rahmenbedingungen auch zur Verfügung stellen. Dies bezieht sich beispielsweise nicht nur auf organisatorische Aspekte, sondern auch auf die Weiterqualifizierung der Mitarbeiter.

Um eine Aufgabe erfolgreich bewältigen zu können, müssen die Mitarbeiter das dafür notwendige Wissen an die Hand bekommen. Im Beschwerdemanagement reicht es z. B. nicht aus, das kundenorientierte Verhalten „festzulegen", sondern den Mitarbeiter müssen gezielte **Verhaltensschulungen** angeboten werden. Nur so können sie ihre Aufgabe sowohl für sich selbst als auch für Einrichtung zufrieden stellend lösen.

Am Anfang aller Bemühungen steht zwischen der Führungskraft und den Mitarbeitern die **thematische Auseinandersetzung** mit der Demotivation. Es ist sinnvoll, den thematischen Einstieg behutsam zu führen und jedem Mitarbeiter individuell die Möglichkeit zu geben, sich mit seiner eigenen Demotivation auseinander zu setzen. Die Beantwortung der folgenden Fragen kann die Auseinandersetzung einleiten:

- Was bzw. welche Faktoren haben mich bisher in meiner Arbeit demotiviert?
  - beziehungsbedingt
  - arbeitsbedingt
- Was bzw. welche Faktoren haben mich in der letzten Woche (aktuell) demotiviert ?
- Wie bin ich bisher damit umgegangen?
- Was müsste sich für mich ändern?

Tipps für die Praxis

▶ Teamsitzung zu diesem Thema organisieren

▶ Mitarbeitern verdeutlichen, warum sie sich mit den Thema auseinander setzen sollen

▶ Fragen in Einzelarbeit schriftlich beantworten lassen (die Antworten verbleiben bei dem Mitarbeiter)

▶ Ausreichend Zeit für die Beantwortung lassen

▶ Für eine angenehme und offene Atmosphäre sorgen; keinen Druck ausüben

▶ Mitarbeitern verdeutlichen, dass es um konstruktive Lösungen und nicht um Anschuldigungen geht (keine Vorwürfe machen)

▶ Auswertung gemeinsam innerhalb des Plenums durchführen, so ist jeder gefordert und hat trotzdem Rückzugsmöglichkeiten

3.2.2 Sind die Mitarbeiter bereit zur Beschwerdearbeit?

Im Beschwerdemanagement müssen die beteiligten Mitarbeiter der Zielsetzung „Kundenorientierung" grundsätzlich positiv gegenüberstehen und bereit sein, diese in der täglichen Arbeit auch aktiv mit zu gestalten. Das bezieht sich nicht nur auf Mitarbeiter, die sich aktiv mit den Beschwerden auseinander setzen, sondern gerade weil das Beschwerdemanagement Ausdruck der Einrichtungsphilosophie ist, auf alle Mitarbeiter, die mit den Kunden in Kontakt treten. Deshalb sollte die Führungskraft vor Einführungsbeginn ermitteln, inwieweit die Mitarbeiter dem Beschwerdemanagement positiv gegenüber stehen.

■ Übung „Kundenorientierung"

Die folgende Übung ist sinnvoll, um den Aspekt „Kundenorientierung" mit den Mitarbeitern zu thematisieren und mehr über ihre Einstellung und ihren „(De-) **Motivationszustand**" zu erfahren. Hierzu müssen die Mitarbeiter den folgenden Fragebogen durcharbeiten und beantworten. Jedoch sollen sich die Mitarbeiter nicht selbst „testen", sondern jeweils das Verhalten eines anderen Mitarbeiters einschätzen.

	Übung: Kundenorientierung
1.	Ich nehme jedes Problem gleichermaßen ernst.
2.	Ich bin der Meinung, dass der Kunde ein Recht darauf hat, sich zu beschweren.
3.	Ich verhalte mich freundlich, auch wenn ich angegriffen werde.
4.	Den meisten Kunden kann man nichts recht machen.
5.	Angehörige müssen ihre Meinung äußern können.
6.	Ich leite Probleme weiter, wenn ich sie nicht selbst lösen kann.
7.	Ich versuche immer, Kundenanliegen schnell zu bearbeiten.
8.	Ich behandle alle Kunden gleich und bleibe auch bei „unsympathischen" Menschen freundlich und hilfsbereit.
9.	Kunden beschweren sich meist zu unrecht.
10.	An den meisten Dingen kann ich nichts verändern.
11.	Ich achte auf meine Körpersprache und setze sie bewusst ein.
12.	Ich versuche immer, die Beweggründe der Kunden herauszufinden und deren Problem zu verstehen.
13.	Ich bin meist nicht der geeignete Ansprechpartner.
14.	Wir haben schon genug mit unserer Routinearbeit zu tun.

3

Bei der **Auswertung** sollte der einzelne Mitarbeiter anhand der Fragen nicht „beurteilt" werden. Die Übung ist als thematischer Einstieg gedacht und soll lediglich als **Stimmungsbarometer** dienen, um die Grundhaltung der Mitarbeiter besser einschätzen zu können.

Negativ eingestellte und demotiviert wirkende Mitarbeiter sind immer ein **Alarmsignal** für die Führungskräfte. Bevor das Beschwerdemanagement beginnt, muss die **Mehrheit** der Mitarbeiter positiv eingestellt sein. Die Führungskraft muss somit erst einmal die notwendigen Voraussetzungen schaffen, d. h., die Demotivation der Mitarbeiter verringern und eine positive Einstellung zur Kundenorientierung fördern.

Die Erfahrung zeigt, dass sich im Laufe der Zeit auch „**Kundenorientierungsgegner**" von den positiv eingestellten Teamkollegen mitreißen lassen. Schulungen in den verschiedenen Bereichen, wie

z. B. Kommunikation und Kundenorientierung, tragen meist ebenfalls dazu bei, die „Nachzügler" an Bord zu holen.

 Tipps für die Praxis

▶ Übung nur innerhalb der jeweiligen Arbeitsteams durchführen,
   da durch „fremde" Teilnehmer die Hemmschwelle in der Regel
   größer ist
▶ Als Mitarbeiter in der Praxis zusammenarbeiten, um sich besser
   einschätzen zu können
▶ Übung nur mit einem Moderator durchführen, der anschließend die Diskussion leitet
▶ Vor der Übung deutlich machen, dass hier keine „Pluspunkte"
   gesammelt werden können, sondern dass es um die ehrliche und
   kritische Auseinandersetzung geht

3.2.3 Ohne geschulte Mitarbeiter geht es nicht

Die Mitarbeiter nehmen eine verantwortungsvolle Rolle im Beschwerdemanagement ein. Ihr **Verhalten** und ihre **Kenntnisse** sind
ausschlaggebend für den Erfolg. Die Schulung der Mitarbeiter sollte gezielt darauf abgestimmt werden, diese Aspekte kontinuierlich
zu fördern. Sie verfolgt nicht „nur" das Ziel, die Kunden durch angemessenes Verhalten und fachlich fundierte Lösungen zufrieden
zu stellen, sondern trägt dazu bei, die Mitarbeiter für diese Aufgabe
angemessen zu befähigen. Das heißt, jede Führungskraft muss
durch Schulungen sicherstellen, dass die Mitarbeiter überhaupt die
notwendigen **Voraussetzungen** erfüllen, um die Aufgabe bewältigen zu können (☞ Kap. 4).

 Mitarbeiterschulungen verhindern die Demotivation der
Mitarbeiter, weil durch sie Überforderungssituationen vermieden werden können

■ Anforderungsprofil

Grundsätzlich müssen unabhängig vom Beschwerdemanagement alle Mitarbeiter im Pflege- und Betreuungsbereich über **Sozialkompetenz** und **Fachkompetenz** verfügen. Sie müssen in der Lage sein, die Bedürfnisse ihrer Kunden verbal und nonverbal wahrzunehmen und mit großem Einfühlungsvermögen und Fachkenntnissen die Pflegebedürftigen zu betreuen. Im besonderen Maß ist eine gute **Kommunikationsfähigkeit** der Mitarbeiter erforderlich, um schwierige Situationen meistern zu können und für jeden Bewohner das „richtige" Wort zu finden. Die Schulungen im Beschwerdemanagement bauen auf diese grundlegenden Fähigkeiten auf; die bereits vorhandene Sozialkompetenz muss um die spezifischen Aspekte des Beschwerdemanagements erweitert werden.

■ Direkte und indirekte Beschwerdemitarbeiter

Beschwerden stellen in der Regel einen **Konflikt** dar. Ob der Konflikt aus dem Weg geräumt werden kann oder ob die Situation eskaliert und es z. B. zu Folgebeschwerden kommt, hängt allein vom **Verhalten** der Mitarbeiter ab. Gemeint sind sowohl die direkten Beschwerdemitarbeiter, die z. B. eine Sprechstunde leiten, als auch die indirekten Beschwerdemitarbeiter, die keine ausdrückliche Position im Beschwerdemanagement bekleiden, aber dennoch immer durch den Pflegekontakt direkt beteiligt sind (☞ 4.2).

- Die **direkten** Beschwerdemitarbeiter müssen neben ihrer ursprünglichen Qualifikation die Sozialkompetenz in den Bereichen Kommunikation und Konfliktlösung ausweiten, um auch in angespannten Situationen ein angemessenes, kundenorientiertes Verhalten „bewahren" zu können. Zudem müssen sie über spezifische Kenntnisse der Beschwerdebearbeitung und darüber hinaus über Pflege- und Organisationskenntnisse verfügen, um den gesamten Beschwerdeweg bis zur Beschwerdelösung bewältigen zu können.
- Die **indirekten** Beschwerdemitarbeiter müssen über solche Kenntnisse zum Beschwerdemanagement verfügen, dass sie Bewohner und Angehörige über die Organisation des Beschwer-

3

demanagements informieren können. Sie müssen wissen, wer
für welche Aufgaben zuständig ist und an wen sie sich wenden
können. Gleichzeitig muss auch ihr tägliches Verhalten der Kundenorientierung entsprechen, da ein Beschwerdemanagement
unglaubwürdig erscheint, wenn sich lediglich einzelne Mitarbeiter kundenorientiert verhalten. Es ist angebracht, auch die indirekten Beschwerdemitarbeiter in die Schulungen mit einzubeziehen, um die grundsätzliche Kommunikationsfähigkeit zu
fördern. Dies kommt nicht nur dem Beschwerdemanagement
zu Gute.

■ *Schulungsbedarf*

Nicht jeder Mitarbeiter ist gleichermaßen aufgrund seiner fachlichen und sozialen Kompetenz für das Beschwerdemanagement geeignet. Welche Mitarbeiter für das Beschwerdemanagement passend
erscheinen, kann anhand der folgenden **Anforderungsliste** überprüft werden. Gleichzeitig kann die Darstellung bei der Ermittlung
des Schulungsbedarfs zur Hilfe genommen werden: Der notwendige Schulungsbedarf ergibt sich aus der **Differenz** der tatsächlich vorhandenen Fähigkeiten und den dargestellten Anforderungen.

Anforderungen an die Mitarbeiter im Beschwerdemanagement			
Direkter Beschwerdemitarbeiter		Indirekter Beschwerdemitarbeiter	
Fachkompetenz	Sozial-kompetenz	Fachkompetenz	Sozial-kompetenz
• Kenntnis der: Informations-wege, Kompe-tenzen, Schnittstellen, Verantwort-	• Kontakt-fähigkeit • Sensibilität • Selbstbe-herrschung • Zuverlässig-	• Fähigkeit, die Kunden über Zuständig-keiten und Verantwort-lichkeiten	• Kontaktfähig-keit • Sensibilität • Zuverlässig-keit • Belastbarkeit

Anforderungen an die Mitarbeiter im Beschwerdemanagement			
Direkter Beschwerdemitarbeiter		**Indirekter Beschwerdemitarbeiter**	
Fachkompetenz	Sozial-kompetenz	Fachkompetenz	Sozial-kompetenz
lichkeiten, Einordnung in die Gesamt-organisation, spezifischen Organisations-merkmale • Fundierte Pflegefach-kenntnisse und (Er-) Kenntnis der typischen Problemfelder in diesem Be-reich • Fundierte Kenntnisse in den Berei-chen: Beschwerde-stimulie-rung, -an-nahme, -ana-lyse und Pro-blembearbei-tung	keit • Belastbar-keit • Verantwor-tungsbe-wusstsein • Kritik-fähigkeit • Rollen-distanz • Organisa-tionsver-mögen • Flexibilität • Kommuni-kations-fähigkeit • Selbstbe-wusstsein • Offenheit • Kreativität • Einfühlungs-vermögen • Empathie-fähigkeit • Konflikt-fähigkeit	informieren zu können • Kenntnis der allgemeinen Zielsetzung und Umset-zung des Be-schwerde-managements • Kenntnis der Aufgaben, die sie überneh-men müssen, z. B. Kunden an Beschwer-demitarbeiter verweisen oder auf Sprechstun-den aufmerk-sam machen • Grundlagen-kenntnis von Kommunika-tion und Ge-sprächsfüh-rung	• Verantwor-tungsbewusst-sein • Kritikfähigkeit • Flexibilität • Kommunika-tionsfähigkeit • Offenheit • Einfühlungs-vermögen • Empathie-fähigkeit • Konfliktfähig-keit

3

Anforderungen an die Mitarbeiter im Beschwerdemanagement			
Direkter Beschwerdemitarbeiter		Indirekter Beschwerdemitarbeiter	
Fachkompetenz	Sozial-kompetenz	Fachkompetenz	Sozial-kompetenz
• Spezielle Kenntnisse in: verbaler und nonverbaler Kommunikation, Gesprächsführung, Rhetorik, Fragetechnik, Konfliktbearbeitung, EDV			

 Tipps für die Praxis

▶ Schulungsplanung auf die spezifischen Aufgaben der indirekten und direkten Mitarbeiter abstimmen

▶ Vor der Planung festsetzen, wer welche Aufgaben übernimmt (☞ 4.2)

▶ Bei rotierenden Systemen zwischen direkten und indirekten Mitarbeitern die Schulung im Falle eines Wechsels anpassen (☞ 4.2).

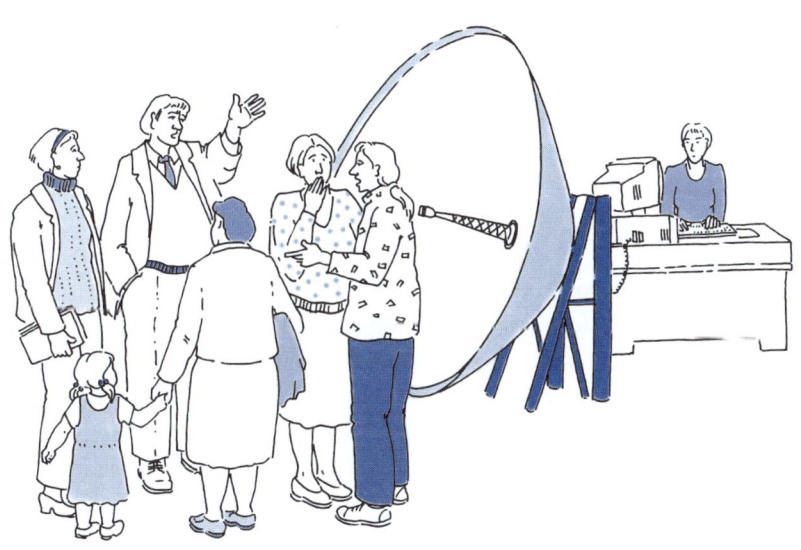

Beschwerden sammeln
und systematisch erfassen

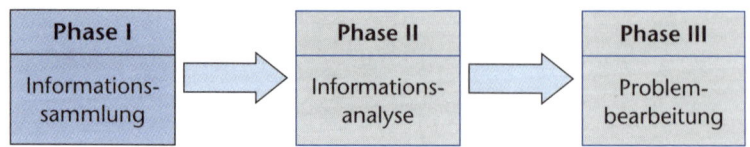

Abb. 3: Erste Phase der Problembearbeitung

Die erste Phase der Beschwerdebearbeitung ist die Phase der „Informationssammlung". Sie stellt die Weichen für die weitere Bearbeitung und sollte vollständig, schnell und strukturiert erfolgen. Eine solche Informationssammlung ist die Voraussetzung für die Beschwerdebearbeitung in den nachfolgenden Phasen.

■ Schriftliche Informationssammlung

Unabhängig davon, ob die Beschwerden z. B. im Rahmen einer Sprechstunde oder „nebenbei" während des täglichen Arbeitsablaufs geäußert werden, muss sichergestellt sein, dass alle notwendigen Informationen erhoben werden und für den weiteren **Bearbeitungsprozess** zur Verfügung stehen. Um dies zu erreichen, müssen alle konkreten Beschwerdefälle schriftlich festgehalten werden.

Die schriftliche Fixierung des Beschwerdefalls bietet folgende **Vorteile** für die Beschwerdebearbeitung:

• Die Informationen stehen für die weitere Bearbeitung schriftlich zur Verfügung.
• Die schriftliche Fixierung stellt sicher, dass keine Informationen „verloren" gehen oder verfälscht werden, wie es bei mündlichen Überlieferungen der Fall sein kann.
• Den Kunden wird signalisiert, dass die Beschwerde ernst genommen wird.
• Die Qualität der Informationssammlung wird gesteigert.
• Die Einrichtung kann qualitativ und quantitativ die Beschwerden „kontrollieren".
• Die lückenlose Dokumentation von der Informationsaufnahme bis zur Problemlösung ist gewährleistet.
• Ein Nachweis über den Verlauf ist jederzeit möglich.

■ *Aufnahmebögen*

In der Praxis kann es vorkommen, dass die Beschwerde nicht von dem Mitarbeiter aufgenommen wird, der den Fall auch später bearbeitet. Beispielsweise kann eine Pflegekraft im Rahmen einer Sprechstunde eine Beschwerde aufnehmen, die den hauswirtschaftlichen Bereich betrifft.

Unabhängig von der späteren **Zuständigkeit** muss immer sichergestellt werden, dass alle relevanten Informationen erfasst sind, die der weiterbearbeitende Mitarbeiter benötigt. Die Qualität der Informationssammlung darf nicht allein von der „zufälligen" Kompetenz und der persönlichen Einschätzung des aufnehmenden Mitarbeiters abhängen.

Im Beschwerdemanagement ist es daher sinnvoll, die **Inhalte** der Informationssammlung festzulegen und eine **standardisierte Vorgehensweise** für die Informationssammlung zu entwickeln, wie z. B. in Form von standardisierten Aufnahmebögen (☞ 4.4).

Standardisierte **Aufnahmebögen**

• sichern, dass alle wichtigen Inhalte jederzeit erfasst werden können
• sichern, dass die Inhalte innerhalb der Einrichtung generell einheitlich erfasst werden, unabhängig vom aufnehmenden Mitarbeiter
• bieten allen Mitarbeitern eine Orientierungshilfe, welche Informationen erfasst werden sollen
• erleichtern die Informationssammlung
• steigern die Qualität des gesamten Bearbeitungsprozesses
• sparen Zeit ein
• dienen dazu, die vorhandenen Ressourcen optimal nutzen zu können.

4.1 Angaben zum Beschwerdeführer, -inhalt und -bearbeitungsablauf

Fallbeispiel
Die Mitarbeiterin eines ambulanten Dienstes, Frau Müller, nimmt im Rahmen einer Sprechstunde eine Beschwerde von Frau Meixner

entgegen. Im Gespräch ergibt sich, dass nur die Inhaberin des Pflegedienstes Frau Meixner bei der Problemlösung behilflich sein kann.
Frau Müller verspricht die Angelegenheit weiterzuleiten und sagt
Frau Meixner verbindlich zu, dass sie bis Ende der Woche von der
Inhaberin kontaktiert wird. Frau Meixner wartet auf den Anruf der
Inhaberin, die sich leider auch Anfang der nächsten Woche noch nicht
gemeldet hat. Frau Meixner ruft nun doch selbst wieder im Pflege-
dienst an und „beschwert" sich über die Unzuverlässigkeit bzw. be-
zweifelt, dass ihr Anliegen auch tatsächlich von Frau Müller an die
Inhaberin weitergeleitet wurde.

Zum einen wird in diesem Fallbeispiel deutlich, dass sich **Folgebeschwerden** durch die Art und Weise der Weiterbearbeitung ergeben können (☞ 1.1.3). Zum anderen wird aufgezeigt, dass es bereits in der Phase der Informationssammlung wichtig ist, sowohl
die **Inhalte** des Beschwerdefalls aufzunehmen als auch gleichzeitig
Informationen über den weiteren **Bearbeitungsweg** schriftlich festzuhalten. Hierdurch kann sichergestellt werden, dass getroffene
Zusagen und Vereinbarungen eingehalten werden können (☞ 7.3).
Ist es der Inhaberin nicht möglich, z. B. aus zeitlichen Gründen
oder krankheitsbedingt, sich innerhalb der vereinbarten und
schriftlich festgehaltenen Zeitspanne bei Frau Meixner zu melden,
muss diese von einer Mitarbeiterin über die **Verzögerung** unbedingt informiert werden. Hierdurch können Folgebeschwerden
verhindert werden und das Beschwerdemanagement bleibt aus
Sicht der Kunden glaubhaft.

 Jeder Aufnahmebogen muss sicherstellen, dass die folgenden
Bereiche inhaltlich erfasst werden:
- Rahmendaten des Beschwerdeführers
- Informationen zum Beschwerdeinhalt (Beschwerdefall)
- Informationen zur Weiterbearbeitung der Beschwerde

■ Rahmendaten

Die Rahmendaten liefern alle für den Bearbeitungsprozess notwendigen Informationen über den **Beschwerdeführer** und vereinfachen die Kommunikation zwischen Mitarbeiter und Kunden. Folgende Informationen sollten dabei erfasst werden:

- Der **Name** des Kunden soll mit Vor- und Zunamen festgehalten werden; das Geschlecht muss erkennbar sein (wegen der Anrede).
- Die **Anschrift** muss vollständig inklusive der Postleitzahl aufgenommen werden. Hierdurch kann nicht nur „Suchzeit" eingespart, sondern auch die Anzahl der „fehlgeleiteten" Briefe reduziert werden.
- Die **telefonische Erreichbarkeit** muss festgehalten werden: Hierzu zählen die privaten und geschäftlichen Telefonnummern sowie Handynummern und Faxanschluss. Ebenso ist es sinnvoll, sich die Zeiten zu notieren, zu denen die Beschwerdeführer jeweils am sichersten zu erreichen sind.
- Die **Beteiligung** des Beschwerdeführers am Beschwerdefall gibt wieder, inwieweit er selbst von dem Beschwerdefall betroffen ist oder ob er die Beschwerde für eine andere Person äußert, z. B. stellvertretend für die gepflegte Mutter. In diesem Fall bleibt der Beschwerdeführer zwar der Ansprechpartner, es kann jedoch sinnvoll sein, die Mutter zukünftig ebenfalls mit einzubeziehen. Es besteht die Möglichkeit, dass der Beschwerdeinhalt sachlich verfälscht dargestellt wird, wenn der Beschwerdeführer die Beschwerde stellvertretend für eine andere Person anbringt.

 Generell sollten die Rahmendaten **sorgfältig** und **fehlerfrei** aufgenommen werden, da falsche Telefonnummern oder falsch geschriebene Namen nicht nur die Kommunikation verzögern und negativ beeinträchtigen können, sondern auch von Kunden oftmals als Zeichen mangelnder Sorgfalt empfunden werden.

4

■ *Beschwerdeinhalt*

An dieser Stelle müssen alle Informationen erhoben werden, die den konkreten „Beschwerdefall" beschreiben. Wichtig ist, dass die Problem- bzw. Fallschilderung ausschließlich die Sichtweise des Kunden wiedergeben sollte. **Interpretationen** sowie persönliche Bewertungen von Seiten der Mitarbeiter sind nicht angebracht, da es in erster Linie darum geht, den Kunden mit seinem Problem individuell ernst zu nehmen. Diese Grundhaltung muss sich auch im Verhalten der Mitarbeiter widerspiegeln. Die **soziale Kompetenz** der Mitarbeiter ist somit von entscheidender Bedeutung: Sie müssen in der Lage sein, den Beschwerdeführer zu motivieren und ihm Verständnis für seine Situation entgegenzubringen. Gleichzeitig müssen Mitarbeiter auf emotionale Äußerungen angemessen und ruhig reagieren, um zu verhindern, dass die Situation eskaliert. Das Verhalten der Mitarbeiter beeinflusst somit den gesamten Verlauf der Bearbeitung; die Mitarbeiter stellen die Weichen, ob der Kunde diesen Verlauf positiv oder negativ empfindet.

Folgende Informationen müssen zum Beschwerdefall erhoben werden:

* Die „6-W-Regel" kann als Grundgerüst für die Fallschilderung angewendet werden. Die Fallbeschreibung muss eindeutig und umfassend festgehalten werden, um spätere Missverständnisse und Nachfragen auszuschließen. Spezielle Fragetechniken sind dabei behilflich, das Gespräch inhaltlich zu strukturieren und „Endlosberichte" zu vermeiden.
  – **Was** ist geschehen?
  – **Wo** ist es geschehen? (Beschwerdebereiche wie Hauswirtschaft, Pflege und Verwaltung)
  – **Wann** ist es geschehen?
  – **Wie** ist es dazu gekommen?
  – **Wer** war beteiligt?
  – **Welche** (negativen) Folgen sind eingetreten?
* Es muss erfasst werden, ob es sich um eine **Erstbeschwerde** oder um eine **Folgebeschwerde** handelt. Hierdurch wird ersichtlich, ob der Kunde sich schon einmal mit dem Problem an die Ein-

richtung gewandt hat und ob die Beschwerdebearbeitung aus seiner Sicht erfolgreich war (☞ 1.1.3).

- Der **Grad der Verärgerung** liefert Informationen darüber, wie schwerwiegend das Problem von dem Kunden selbst empfunden wird. Deutlich wird dies meist an Formulierungen und dem Verhalten des Kunden. Die Einschätzung über den Grad der Verärgerung muss der bearbeitende Mitarbeiter selbst vornehmen. Als Hilfestellung können Skalen eingesetzt werden, die die subjektive Einschätzung der Mitarbeiter ausdrücken (☞ 4.4.2). Ist der Kunde in hohem Maße verärgert, wird eine schnelle und erfolgreiche Beschwerdebearbeitung notwendig sein, um den Kunden wieder für „sich einzunehmen". Die Dringlichkeit der Bearbeitung wird durch eine Skala auch für Mitarbeiter transparent, die erst zu einem späteren Zeitpunkt in den Bearbeitungsprozess einbezogen werden. Durch dieses Wissen können die Mitarbeiter jederzeit unabhängig voneinander angemessen auf die Beschwerde und den Beschwerdeführer reagieren.
- Es muss festgehalten werden, welche **Handlungsabsichten** der Kunde verfolgt, wie z. B. Medien einschalten, den Vertrag kündigen oder einen Rechtsbeistand beauftragen. Ist die Handlungsabsicht bekannt, kann die Einrichtung gezielt auf diese reagieren und sie bei der Weiterbearbeitung berücksichtigen.
- Die Information, ob es sich um einen „typischen" **Beschwerdefall** oder um eine **Reklamation** handelt, kann ebenfalls für die Weiterbearbeitung ausschlaggebend sein (☞ 1.1.1)

■ *Beschwerdebearbeitung*

Die Informationen zur Beschwerdebearbeitung dienen dazu, den internen Bearbeitungsprozess zu optimieren und sicherzustellen, dass die Beschwerden folgerichtig an die zuständigen Mitarbeiter weitergeleitet werden.

- **Datum** und **Uhrzeit** müssen aufgenommen werden, um den Nachweis zu führen, wann die Beschwerde eingegangen ist. Gleichzeitig wird dadurch transparent, wie lange die Reaktionszeiten bei der Beschwerdebearbeitung sind. Auch bei der weite-

4

ren Bearbeitung durch andere Abteilungen oder Mitarbeiter ist es sinnvoll, die einzelnen Bearbeitungsschritte jeweils mit Datum und Uhrzeit festzuhalten, z. B. zu welchem Zeitpunkt ein Telefonat stattgefunden hat. Hierdurch können unterschiedliche Bearbeitungszeiten in verschiedenen Abteilungen sichtbar gemacht werden. Die Zeiterfassung kann dazu dienen, die Effektivität des Beschwerdemanagements zu überprüfen.

- **Name** und **Funktion** des aufnehmenden **Mitarbeiters** müssen festgehalten werden, um bei Unklarheiten Rückfragen stellen zu können. Gleichzeitig ermöglicht die „Namenszuordnung" eine Überprüfung, ob z. B. vermehrt Schwierigkeiten bei einem bestimmten Mitarbeiter auftreten und es beispielsweise durch sein Verhalten zu Folgebeschwerden kommt. Hieraus kann sich ergeben, dass der Mitarbeiter intensiver geschult werden muss.

- Um herauszufinden, welche **Beschwerdewege** am häufigsten von den Kunden genutzt werden, muss ebenfalls festgehalten werden, ob die Beschwerde **schriftlich** (Brief; Fax; e-mail) oder **persönlich** (Telefonisch; Direktgespräch) übermittelt wurde. Ebenso kann sich daraus ergeben, auf welchem Wege die Einrichtung reagieren sollte (☞ 1.2).

- Bei Folgebeschwerden ist es sinnvoll, den Namen des **bisher zuständigen** Mitarbeiters aufzunehmen, um direkt reagieren zu können.

- Konkrete **Lösungsvorschläge und -vorstellungen** des Beschwerdeführers sollten immer erfasst bzw. aktiv erfragt werden. Hierdurch wird für die Einrichtung deutlich, welche Erwartung der Beschwerdeführer hinsichtlich der Problemlösung hat. Erst hierdurch kann die Einrichtung gezielt auf die individuellen Vorstellungen eingehen und versuchen, diese in der Bearbeitung zu berücksichtigen. Gerade wenn die Kundenerwartung nicht erfüllt werden kann, ist es bei der Problemlösung wichtig, die Vorstellung des Kunden zu thematisieren und ihm die Gründe darzulegen, warum es nicht machbar ist. Durch die aktive Einbeziehung wird nicht nur Wertschätzung gegenüber dem Kunden signalisiert, sondern auch das Verständnis der Kunden für die Situation der Einrichtung gefördert (☞ 7.3).

- Sofern es sich um eine Folgebeschwerde handelt, müssen die **bisherigen Lösungsversuche** ebenfalls eingetragen werden und in die Weiterbearbeitung einfließen.
- Ebenso müssen individuelle **Zusagen** und (Termin-) **Vereinbarungen** festgehalten werden, da diese immer in der Bearbeitung berücksichtigt werden müssen. Gleichzeitig müssen konkrete Problemlösungen festgehalten werden, sofern diese schon z. B. im Rahmen einer Beschwerdesprechstunde vereinbart werden konnten.
- Um die Beschwerde an die zuständige Stelle weiterleiten zu können, muss der **Adressat** der Beschwerde bestimmt werden. Dieser ergibt sich aus der Fallbeschreibung und ist dem Punkt „Wo ist es geschehen?" zu entnehmen. Je nach Einrichtung bestehen verschiedene Bereiche wie z. B. Hauswirtschaft, Pflege, Therapie und Verwaltung. Gerade im ambulanten Pflegebereich kann dieser Punkt ausschlaggebend sein, weil aufgrund der Organisationsstruktur der Pflegedienst zwar der zentrale Ansprechpartner ist, die Beschwerde aber eigentlich an Kooperationspartner gerichtet ist, wie z. B. „Essen auf Rädern" im hauswirtschaftlichen Bereich. Der Adressat ist somit nicht in der Einrichtung zu finden, was die Weiterbearbeitung erschweren kann (☞ 1.3.2).
- Schon bei der Informationssammlung sollte das Problemlösungspotenzial der Mitarbeiter genutzt werden, weshalb es unerläßlich ist, die **Bearbeitungsvorschläge** des jeweils aufnehmenden Beschwerdemitarbeiters als Standard mit in den Aufnahmebogen aufzunehmen. Hierbei können sich hilfreiche Anregungen für die weitere Bearbeitung ergeben (☞ 7.3).
- Im Aufnahmebogen sollten die Mitarbeiter zudem die Möglichkeit haben, **besondere Anmerkungen** festzuhalten.
- Da der Aufnahmebogen die gesamte Bearbeitung bis zur Problemlösung „begleiten" soll, muss in der **Abschlussdokumentation** die tatsächlich realisierte Lösung festgehalten werden. Hierdurch kann die Beschwerdeaufnahme und die Problemlösung auf „einen Blick" nachvollzogen werden. Ebenso sollte die nach der Problemlösung stattfindende **Rückmeldung** des Beschwerdeführers festgehalten werden (☞ 7.3).

Tipps für die Praxis

▶ Vermeiden, dass die Mitarbeiter zu dem Problem inhaltlich Stellung nehmen, sich auch für andere Kollegen rechtfertigen oder nach Entschuldigungen suchen. Dieses Verhalten kann dazu führen, dass sich die Beschwerdeführer nicht ernst genommen fühlen, und im schlimmsten Fall zur Eskalation führen.

▶ Grundsatz berücksichtigen: „Jede Beschwerde ist berechtigt"

4.2 Informationssammlung durch direkte und indirekte Beschwerdemitarbeiter

Die Informationssammlung kann in der Praxis entweder durch die Mitarbeiter oder durch die Kunden selbst erfolgen.

• Die **Mitarbeiter** können die Beschwerden vom Kunden persönlich aufnehmen und die vorher beschriebenen Inhalte in Form von Standard-Aufnahmebögen festhalten (☞ 4.4).

• Die **Kunden** können selbst die notwendigen Informationen zur Verfügung stellen; z. B. durch Kundenumfragen im Rahmen des Beschwerdemanagements (☞ 5 und 6).

■ Zeitfaktor

Beschwerden werden im Gesundheitswesen meist direkt an die **Basismitarbeiter** des **Pflegebereichs** weitergegeben. Obwohl nicht alle Beschwerden im Pflegebereich begründet sind, werden die Pflegekräfte somit auch mit Beschwerden konfrontiert, die z. B. auf den hauswirtschaftlichen Bereich oder die Verwaltung zurückzuführen sind. Dies liegt daran, dass die Pflegekräfte zu den engsten **Bezugspersonen** der Kunden gehören und somit meist auch die ersten Ansprechpartner für sie sind.

Um angemessen auf den Beschwerdeinhalt und das Verhalten des Beschwerdeführers reagieren zu können, müssen die Mitarbeiter nicht nur die Qualifikation aufweisen, sondern auch die notwendige **Zeit**, z. B. für die schriftliche Informationssammlung, zur Verfügung haben. Betrachtet man jedoch die reale **Arbeitssituation** der

Pflegekräfte, wird schnell deutlich, dass gerade Zeit im Alltag von Pflegekräften **„Mangelware"** ist. Hierdurch ergibt sich die Situation, dass die Beschwerden von den Kunden an die Pflegekräfte herangetragen werden, während diese ihre „Routinetätigkeit" bewältigen müssen und damit meist voll ausgelastet sind. Die Folge ist, dass Beschwerden verloren gehen oder nicht ernst genommen werden (können) und die Unzufriedenheit des Kunden nicht behoben werden kann.

■ Auswirkungen von Zeitdruck

4

Stehen die Mitarbeiter bei der Informationssammlung unter Zeitdruck, wirkt sich dies sowohl auf die Kunden als auch auf die Mitarbeiter negativ aus.
- Die Mitarbeiter sind mit der Beschwerdesituation überfordert.
- Die Demotivation steigt, da die Mitarbeiter im Alltag nicht die Möglichkeit haben, angemessen zu reagieren.
- Der Sachverhalt wird ungenau oder verfälscht aufgenommen.
- Beschwerden werden heruntergespielt und nicht ernst genommen.
- Beschwerden werden nicht weitergeleitet und nicht bearbeitet.
- Beschwerden werden nur als „lästige" Mehrarbeit empfunden.
- Negative Empfindungen werden an die Kunden weitergegeben.
- Mitarbeiter fühlen sich nicht verantwortlich für die Problemlösung.
- Die Kunden fühlen sich nicht ernst genommen.
- Die Unzufriedenheit der Kunden wird nicht behoben.
- Es können vermehrt Folgebeschwerden auftreten.
- Die Kunden verlieren den Glauben an das Beschwerdemanagement.
- Beschwerden werden nicht mehr bzw. weniger geäußert, wodurch dem Unternehmen wertvolle Informationen verloren gehen.

Zu berücksichtigen ist, dass jede „Zeitersparnis" bei der Informationssammlung dazu führen kann, dass in den darauf folgenden Phasen mehr Zeit als notwendig investiert werden muss, um z. B. Unklarheiten oder falsche Sachverhalte aufzuklären.

Jede Informationserfassung kostet Zeit. Wenn sich die Pflegeeinrichtung für das Beschwerdemanagement entschieden hat,
hat sie sich somit auch immer für eine zusätzliche Aufgabe
entschieden.

■ Direkte Beschwerdemitarbeiter

Die „Qualität" der Informationen ist davon abhängig, wie viel Zeit
den Mitarbeitern in der konkreten Situation zur Verfügung steht,
wie viel Mühe sie persönlich investieren wollen und wie hoch die
fachliche Qualifikation der Mitarbeiter ist. Für die Praxis stellt sich
daher die Frage, ob es sinnvoll ist, von allen Mitarbeitern Beschwerden entgegennehmen zu lassen oder ob nur bestimmte
Mitarbeiter dafür ausgewählt werden sollten. Bei der Auswahl der
direkten Beschwerdemitarbeiter sollte berücksichtigt werden, dass
nicht die formale Stellung, wie z. B. eine Leitungsfunktion, ausschlaggebend ist.

In Anbetracht der Alltagssituation der Pflegekräfte und der daraus
resultierenden Negativauswirkungen ist die Informationssammlung durch einzelne eigens dafür **qualifizierte Mitarbeiter** sinnvoll.

Folgende Vorteile ergeben sich dadurch für das Beschwerdemanagement:

- Beschwerden können langfristig aus dem „Routineablauf" her-
  ausgenommen werden.
- Die indirekten Beschwerdemitarbeiter werden entlastet.
- Die direkten Beschwerdemitarbeiter entfalten eine größere Rou-
  tine und sind sicherer im Umgang mit Beschwerdeführern.
- Die Informationsaufnahme erfolgt sorgfältiger; es treten weni-
  ger Fehler auf.
- Die Qualität der Weiterbearbeitung wird verbessert.
- Es bestehen feste Ansprechpartner, die sowohl den Kunden als
  auch den Mitarbeitern zur Verfügung stehen.
- Kommunikationswege werden optimiert und transparent.
- Es müssen weniger Mitarbeiter geschult werden.

Unterstützt wird die Arbeit der direkten Beschwerdemitarbeiter durch so genannte **Beschwerdesprechstunden**, die dazu beitragen, die Beschwerden aus dem Routineablauf herauszunehmen und ihnen ein eigenes Austauschforum zu verschaffen (☞ 5.4).

Da neben der fachlichen Qualifikation vor allen Dingen die soziale Kompetenz im Vordergrund steht, können auch Mitarbeiter mit einer geringeren Grundausbildung bestens für das Beschwerdemanagement geeignet sein (☞ 3.2.3).

4

■ Indirekte Beschwerdemitarbeiter

Die Informationssammlung nur durch die direkten Beschwerdemitarbeiter durchzuführen, bedarf in der Praxis einiger Übung. Den Kunden muss verständlich gemacht werden, dass ihre Beschwerden nicht unbedingt von den Mitarbeitern aufgenommen werden können, die momentan „greifbar" sind. Gleichzeitig muss verhindert werden, dass die Kunden den Eindruck bekommen, es werde immer nur von den Pflegekräften geäußert: „Ich bin nicht zuständig". Die Aufgabe der indirekten Beschwerdemitarbeiter besteht darin, den Beschwerdefall zu dokumentieren und die detaillierte Informationssammlung an den direkten Beschwerdemitarbeiter weiterzuleiten. Dieser muss dann von sich aus den Beschwerdeführer schnellstmöglich kontaktieren und die Beschwerde aufnehmen, z. B. in der nächsten Beschwerdesprechstunde (☞ 5.4). Dies gilt jedoch nur für Beschwerden, die keinen **akuten Handlungsbedarf** erforderlich machen.

Treten im Alltag Beschwerden auf, z. B. über erkaltetes Essen, muss die anwesende Pflegekraft selbst darauf reagieren und eine konkrete Lösung finden. Nachträglich muss jedoch auch in diesem Fall die **Beschwerde** und die gefundene **Lösung** schriftlich aufgenommen werden, um gehäufte Vorkommnisse dieser Art frühzeitig aufdecken zu können. Kann der Grund durch die Bearbeitung innerhalb der Mitarbeitergruppe ermittelt werden, lassen sich dadurch zukünftige Beschwerden vermeiden und die Pflegekräfte sparen

Zeit ein, indem sie z. B. das Essen nicht mehr nachträglich erwär-
men müssen (☞ Kap. 7).

Die Informationssammlung verläuft bei den „**Akutbeschwerden**"
meist einfacher, weil sich die Lösungen oftmals aus der Situation
ergeben. Aus diesem Grund kann es sinnvoll sein, dass auch die indirekten Beschwerdemitarbeiter in solchen Fällen die Beschwerden
aufnehmen und anschließend im Rahmen der nächsten Beschwerdesprechstunde mit dem direkten Beschwerdemitarbeiter besprechen und vervollständigen (☞ 5.4).

Beschwerden nur gegenüber bestimmten Mitarbeitern zu äußern,
ist sowohl für die Kunden als auch für die Mitarbeiter anfänglich
ungewohnt. Sobald jedoch die Kunden spüren, dass die direkten
Beschwerdemitarbeiter besser mit der Beschwerde umgehen kön-

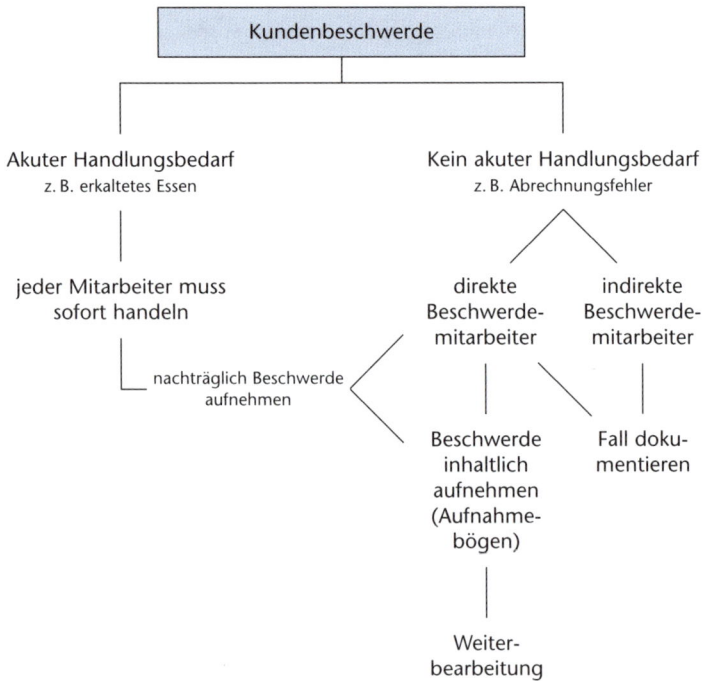

*Abb. 4: Die Kommunikation und die Zusammenarbeit zwischen direkten und
indirekten Beschwerdemitarbeitern muss kontinuierlich gewährleistet sein.*

nen und sie sich „extra" dafür Zeit nehmen, ist die Reaktion in der Regel langfristig positiv. Zudem sprechen die Erfolge für sich.

Tipps für die Praxis

▶ Als direkte und indirekte Beschwerdemitarbeiter eng zusammenarbeiten

▶ Verhindern, dass sich die indirekten Mitarbeiter zurückgesetzt fühlen

▶ Um Spannungen zwischen den Mitarbeitern zu verhindern z. B. nach einem Jahr die „Rollen" tauschen

▶ Als direkte Beschwerdemitarbeiter regelmäßig für die Kunden und für die Mitarbeiter erreichbar sein

4

4.3 Informationssammlung in stationären und ambulanten Pflegeeinrichtungen

Die unterschiedliche Struktur der **Personalorganisation** in ambulanten und stationären Einrichtungen muss auch bei der Vorgehensweise zur Informationserfassung berücksichtigt werden.

■ Stationäre Einrichtungen

In stationären Einrichtungen ist immer ein Mitarbeiterteam pro Station für die Versorgung einer festen Bewohnergruppe zuständig. Da die Stationen innerhalb einer Einrichtung meist völlig unabhängig voneinander tätig sind, ist es sinnvoll, mindestens einen direkten Beschwerdemitarbeiter **pro Station** einzusetzen. Zudem muss ein stellvertretender direkter Beschwerdemitarbeiter vorhanden sein, der bei Ausfällen verhindert, dass die gesamte Beschwerdebearbeitung verzögert wird.

Um sicherzustellen, dass die direkten Beschwerdemitarbeiter sowohl für die Kunden als auch für die Mitarbeiter regelmäßig erreichbar sind, sollte idealerweise **pro Schicht** jeweils ein direkter Beschwerdemitarbeiter eingesetzt werden. Die beiden direkten Beschwerdemitarbeiter sollten gleichberechtigt für die Beschwerden zuständig sein und die Informationssammlung durchführen. Gleichzeitig können sie sich gegenseitig in Ausfallsituationen vertreten.

■ *Ambulante Einrichtungen*

In ambulanten Einrichtungen gibt es verschiedene Möglichkeiten, die direkten Beschwerdemitarbeiter einzusetzen. Dies richtet sich nach der Personalorganisation.

Autonome Arbeitsteams:
Im ambulanten Bereich werden häufig Mitarbeiter in Teams zusammengefasst, die selbstständig eine feste Patientengruppe betreuen. Ist dies der Fall, sollten auch die direkten Beschwerdemitarbeiter aus diesem Arbeitsteam kommen. Je nach Größe des Teams muss auch hier mindestens ein direkter Beschwerdemitarbeiter sowie dessen Stellvertretung eingesetzt werden. Der direkte Beschwerdemitarbeiter ist **Ansprechpartner** für die gesamten Kunden und Teammitglieder.

Zentrale Personalorganisation:
Im Gegensatz zu den Arbeitsteams sind zentral geführte Mitarbeiter in der Regel nicht für die Versorgung einer festen Patientengruppe zuständig, sondern die Mitarbeiter werden dort eingesetzt, wo gerade Bedarf besteht. Diese Organisation ist oftmals in kleineren ambulanten Einrichtungen zu finden. Aufgrund der **Mitarbeiteranzahl** ist es in diesem Fall meist ausreichend, einen Beschwerdemitarbeiter sowie dessen Stellvertretung für die gesamte Einrichtung zu benennen.
Gerade in kleineren Einrichtungen arbeitet die **Pflegedienstleitung** oftmals aktiv in der Pflege mit und steuert gleichzeitig alle organisatorischen Abläufe. Dadurch ist sie in der Regel der qualifizierteste Ansprechpartner für organisatorische und vertragliche Fragen, z. B. zur **Einsatzplanung** und monatlichen **Abrechnung**. Da viele Beschwerden in diesem Bereich begründet sind, kann es sinnvoll sein, die Pflegedienstleitung als direkten Beschwerdemitarbeiter einzusetzen. Hierbei kann jedoch die Schwierigkeit auftreten, dass die Mitarbeiter das Gefühl bekommen, dass „Beschwerden" aus-

schließlich eine Sache der Leitungskräfte sind und das Beschwerdemanagement zur **Mitarbeiterkontrolle** dient. Aus Gründen der Parität sollte deshalb bei dieser Konstellation ein Basismitarbeiter ebenfalls als direkter Beschwerdemitarbeiter eingesetzt werden und gleichberechtigt die anfallenden Aufgaben erledigen.

■ *Kommunikationsschwierigkeiten*

Unabhängig von der Personalorganisation ist im ambulanten Bereich die Kommunikation der Mitarbeiter untereinander erschwert, da die Mitarbeiter die Kunden meist einzeln vor Ort betreuen und tägliche Übergaben nur äußerst selten stattfinden. In der Regel treffen sich die Mitarbeiter im Abstand von zwei bis vier Wochen zu den „**Dienstbesprechungen**". Neben organisatorischen Aspekten werden hier auch, je nach zeitlichem Umfang, Fälle einzelner Patienten „besprochen". Die Kommunikation ist somit im Gegensatz zum stationären Bereich zumindest quantitativ eingeschränkt.

Das Beschwerdemanagement lebt jedoch zum großen Teil von der **Kommunikation** der Mitarbeiter untereinander. Die direkten Beschwerdemitarbeiter sind darauf angewiesen, dass die indirekten Beschwerdemitarbeiter ihnen die aufgekommenen Beschwerden „melden", damit sie eine angemessene Informationssammlung durchführen können. Obwohl die Kommunikation im ambulanten Bereich Einschränkungen erfährt, muss sichergestellt werden, dass alle notwendigen Informationen kontinuierlich weitergeleitet werden.

Tipps für die Praxis
- Kommunikation „offiziell" fördern und nicht nur „inoffiziell" außerhalb des Büros stattfinden lassen
- Besprechungen strukturieren und moderieren, um den Austausch effizienter zu gestalten
- Für jeden Themenbereich jeweils einen Zeitrahmen festlegen, der nicht überschritten wird
- Den Mitarbeitern die Möglichkeit geben, sich neben der „offiziellen Besprechung" z. B. einmal wöchentlich im Büro auszutauschen

▶ Besprechungen zu besonderen Themen einführen, z. B. zum Beschwerdemanagement

▶ Das Thema „Beschwerden" in die Besprechungskultur fest verankern

▶ Dafür sorgen, dass die direkten Beschwerdemitarbeiter regelmäßig für die indirekten Beschwerdemitarbeiter erreichbar sind

4.4 Standard-Aufnahmebögen zur Informationserfassung

Neben allgemeinen Gestaltungskriterien müssen bei der Entwicklung von Standard-Aufnahmebögen auch spezifische Aspekte des ambulanten und stationären Pflegebereichs berücksichtigt werden. Gleichzeitig müssen die Aufnahmebögen so gegliedert sein, dass sie in verschiedenen (**Beschwerde-**) **Situationen** flexibel eingesetzt werden können und die Informationssammlung für die Beschwerdemitarbeiter erleichtern.

■ Kooperationsunterschiede

Fallbeispiel
Frau Eberhardt wird seit ihrem Schlaganfall von einem ambulanten Pflegedienst dreimal täglich betreut. Die Pflegekräfte haben einen Schlüssel für die Wohnung, da Frau Eberhardt nicht mehr selbst die Tür öffnen kann. Einmal in der Woche kommt die Hausärztin zur Visite. Da die Betreuung sehr aufwendig ist, soll immer eine Pflegekraft aus dem Betreuungsteam bei der Visite dabei sein. Zudem muss die Pflegekraft schon vor der Ärztin bei Frau Eberhardt sein, da sie den Schlüssel zur Wohnung hat. Verspätet sich beispielsweise die Ärztin wegen einem Notfall, können schon hieraus vielfältige Probleme im Alltag entstehen:

● *Die Pflegekraft muss warten, damit die Ärztin in die Wohnung kommt.*

● *Die Pflegekraft verspätet sich dadurch bei allen nachfolgenden Patienten.*

- Diese Patienten rufen im Büro an, weil die Pflegekraft noch nicht da ist.
- Eine Patientin bekommt zu festen Zeiten Insulin gespritzt, weil sie „Essen auf Rädern" bestellt hat.
- Eine Pflegekraft aus einer anderen Tour muss die „Insulinspritze" übernehmen, was wiederum ihre eigene Tour verzögert.

Das Fallbeispiel zeigt, dass im ambulanten Bereich bereits „kleine" **Kooperationsschwierigkeiten** eine ganze Kette von **Folgeproblemen** nach sich ziehen können. Während im stationären Bereich eine andere Pflegekraft z. B. die Insulinspritze verabreichen kann, ist dies im ambulanten Bereich mit wesentlich mehr organisatorischem und wirtschaftlichem Aufwand verbunden, da die Pflegekräfte nicht gemeinsam vor Ort sind.

Kunden im ambulanten Bereich reagieren in der Regel sehr sensibel auf die Verspätung von Pflegekräften, weshalb in diesem Punkt ein hohes **Beschwerdepotential** liegen kann, vor allen Dingen, wenn sich die Verspätungen häufen. Auch wenn die Ärztin ursprünglich für das Problem „verantwortlich" ist, werden die Kunden, die nicht planmäßig versorgt wurden, ihre Beschwerde an den Pflegedienst richten.

■ Unterschiedliche Aufnahmebögen

Ambulante Pflegedienste unterliegen anderen Kooperationsbedingungen als stationäre Einrichtungen. Zudem müssen sie sich bei der täglichen Versorgung oftmals mit verschiedenen **Kooperationspartnern** arrangieren, während bei stationären Pflegeanbietern die unterschiedlichen Dienstleistungen fest in der Einrichtung integriert sind.

Im ambulanten Bereich kommt es somit häufiger und regelmäßiger als im stationären Bereich vor, dass Kooperationspartner entweder selbst als **Beschwerdeführer** auftreten oder die Beschwerde bei ihnen begründet ist, sie also zum eigentlichen **Adressaten** der Beschwerde werden (☞ 1.3.2). Deshalb muss der Aufnahmebogen für den ambulanten Bereich immer die Kooperationspartner berücksichtigen, während im stationären Bereich dies nur von Fall zu Fall

notwendig wird. Beispielsweise kann sich ein erhöhtes Beschwerde-
potenzial für die Bewohner ergeben, wenn Dienstleistungen, wie
z. B. die Essensversorgung, an externe Firmen vergeben werden
(**outsourcing**). Um die Beschwerdebearbeitung zu vereinfachen, ist
es daher sinnvoll, die Standard-Aufnahmebögen unterschiedlich zu
gestalten und im ambulanten Bereich die Kooperationspartner als
Zielgruppe regelmäßig mit einzubeziehen (☞ 1.3.2).

> Die Kooperationspartner müssen im ambulanten Bereich in
> einem höheren Maße bei der Informationssammlung berück-
> sichtigt werden als im stationären Pflegebereich.

4.4.1 Allgemeine Gestaltungskriterien

Für die Gestaltung von Aufnahmebögen zur Informationssammlung gelten unabhängig von den organisatorischen Rahmenbedingungen folgende Kriterien.

■ Vollständigkeit

Die Informationssammlung soll sicherstellen, dass alle für den Beschwerdefall relevanten Informationen zur Sprache kommen und
festgehalten werden. Zielsetzung ist, die Informationssammlung so
zu gestalten, dass der weitere **Bearbeitungsprozess** möglichst rei-
bungslos und schnell verlaufen kann. Dies wird nur erreicht, wenn
durch den Aufnahmebogen sichergestellt wird, dass die Informationen über den Beschwerdeführer, den Beschwerdefall und seine Weiterbearbeitung vollständig erfragt und festgehalten werden (☞ 4.1).

■ Übersichtlichkeit

Die Informationssammlung erfolgt meist während eines persönlichen Gesprächs, in dem der Kunde die für ihn wichtigen Informationen mitteilt. Damit der Mitarbeiter alle notwendigen Informationen zügig notieren kann, ohne den **Gesprächsfluss** zu unter-

brechen und zu hemmen, muss der Aufnahmebogen übersichtlich angeordnet sein. Gleichzeitig bietet ein übersichtlicher Aufnahmebogen dem Mitarbeiter die Möglichkeit, das Gespräch gezielt zu lenken, ohne aufwendig danach suchen zu müssen, welche **Inhalte** beispielsweise noch „abgefragt" werden sollten.

■ Zeitfaktor

Die Informationssammlung ist nicht nur für die Mitarbeiter, sondern auch für die Kunden zeitaufwendig. Wird der **Zeitaufwand** durch umständliche Verfahren zur Informationssammlung unnötig erhöht, kann bei Kunden der Eindruck entstehen, dass nicht die Lösung des Beschwerdefalls, sondern die formalen Verfahren der Bearbeitung im Vordergrund stehen. In diesem Fall wird sich der Kunde bei der nächsten Unzufriedenheit überlegen, ob er den (Zeit-) Aufwand der Beschwerdeäußerung in Kauf nimmt, was schon einen weiteren Grund zur Unzufriedenheit bedeuten kann. Übersichtlich und vollständig gestaltete Aufnahmebögen verringern den Zeitaufwand bei der Informationssammlung.

■ Mitarbeiterbeobachtungen

Die Aufnahmebögen dienen nicht nur im konkret geäußerten Beschwerdefall der Informationssammlung, sondern sollten auch von **allen** Mitarbeitern jederzeit dazu genutzt werden, eigene **Beobachtungen** über festgestellte Kundenunzufriedenheit zu vermerken und an die zuständigen Mitarbeiter zur Klärung weiterzuleiten. Hierdurch können wertvolle Informationen für die Einrichtung auch dann erfasst werden, wenn die Kunden ihre Unzufriedenheit nicht **explizit** äußern.

Für **Führungskräfte** kann die Auswertung der Mitarbeiterbeobachtungen gleichzeitig zur **Personalentwicklung** herangezogen werden: Ordnet man einzelnen Mitarbeitern jeweils die Anzahl ihrer „freiwilligen" Beobachtungen zu, kann dadurch ersichtlich werden, welche Mitarbeiter sich besonders dafür engagieren, bestehende Kundenunzufriedenheit aufzudecken. Das Potenzial dieser Mitarbeiter sollte genutzt werden. Deshalb ist es sinnvoll, sie intensiver in das Beschwerdemanagement einzubinden und beispielsweise als direkte Beschwerdemitarbeiter einzusetzen.

Gleichzeitig kann die **Kontrolle** der Mitarbeiterbeobachtungen die Führungskräfte auch darauf hinweisen, ob bestimmte Abteilungen oder Bereiche Schwierigkeiten haben, sich mit Beschwerden auseinander zu setzen. In diesem Fall wird die Beobachtungsanzahl im Vergleich zu anderen Abteilungen deutlich reduziert sein. Ist dies festzustellen, muss der Grund dafür ermittelt und eine entsprechende **Gegenmaßnahme** durchgeführt werden.

Mitarbeiter werden ihre Beobachtungen eher festhalten und weiterleiten, wenn sie nicht selbst für die Kundenunzufriedenheit verantwortlich gemacht werden. Die Dokumentation der Kundenunzufriedenheit soll vielmehr einer konstruktiven Verbesserung der Leistungsqualität dienen.

4.4.2 Aufnahmebogen für Beschwerden im stationären Bereich

Aufnahmebogen zur Informationssammlung

Rahmendaten zum Beschwerdeführer

Anrede:

Vorname: Zuname:

Straße: PLZ/Ort:

Tel./Fax: erreichbar von   bis

Beteiligung:

☐ selbst betroffen

  Bewohner:

  Angehörige:

  Sonstige:

☐ stellvertretend für:

Beschwerdeinhalt

Fallschilderung
(Was ist geschehen? Wann ist es geschehen? Wie ist es dazu gekommen?
Wer war beteiligt? Welche Folgen?)

Beschwerdebereich
☐ Küche bzw. Hauswirtschaft
☐ Pflege
☐ Verwaltung
☐ sonstige, z. B. extern

4

☐ Reklamation   Stimmungsbarometer (Verärgerungsgrad)
☐ Beschwerde
☐ Erstbeschwerde   leicht   mittel   stark
☐ Folgebeschwerde   ☐   ☐   ☐   ☐   ☐

Handlungsabsicht des Beschwerdeführers:

Beschwerdebearbeitung

Aufnahmedatum: Uhrzeit:
Beschwerdeweg:
☐ persönlich
☐ schriftlich
aufnehmender Mitarbeiter: von Station/Bereich
Funktion:
☐ direkter Beschwerdemitarbeiter
☐ indirekter Beschwerdemitarbeiter
   ggf. bisheriger Mitarbeiter (nur bei Folgebeschwerden):

Lösungsvorschlag bzw. -wunsch des Kunden:

Bisherige Lösungsversuche (nur bei Folgebeschwerden):

Zusagen gegenüber dem Kunden:

Terminzusagen bzw. Rückmeldungen

☐ telefonische Rückmeldung

☐ schriftliche Rückmeldung

☐ persönliche Rückmeldung **bis** zum   von Mitarbeiter:

weitergeleitet an Mitarbeiter: von Bereich/Station:

am (Datum):   Uhrzeit:

Bearbeitungsvorschläge des aufnehmenden Mitarbeiters:

Sonstige Anmerkungen:

Abschlussdokumentation

Umgesetzte Lösung:

Rückmeldung des Beschwerdeführers:

Datum:

Mitarbeiter:

4.4.3 Aufnahmebogen für Beschwerden im ambulanten Bereich

Aufnahmebogen zur Informationssammlung

Rahmendaten zum Beschwerdeführer

Anrede:

Vorname: Zuname:

Straße: PLZ/Ort:

Tel./Fax: erreichbar von   bis

Beteiligung:

☐ selbst betroffen als

   Angehörige:

   Patient:

   Sonstige:

☐ stellvertretend für:

☐ externer Kooperationspartner als Beschwerdeführer

Firmenname:

Branche:

Mitarbeiterfunktion:

Beschwerdeinhalt

Fallschilderung

(Was ist geschehen? Wann ist es geschehen? Wie ist es dazu gekommen?
Wer war beteiligt? Welche Folgen?)

Beschwerdebereich

intern:

☐ Pflege

☐ Verwaltung

☐ sonstige:

extern:

☐ Kooperationspartner (Name/Anschrift/Tel.):

☐ Reklamation   Stimmungsbarometer (Verärgerungsgrad)
☐ Beschwerde
☐ Erstbeschwerde   leicht   mittel   stark
☐ Folgebeschwerde   ☐   ☐   ☐   ☐   ☐

Handlungsabsicht des Beschwerdeführers:

Beschwerdebearbeitung

Aufnahmedatum: Uhrzeit:

Beschwerdeweg:

☐ telefonisch

☐ schriftlich

aufnehmender Mitarbeiter: von Station/Bereich:

Funktion:

☐ direkter Beschwerdemitarbeiter

☐ indirekter Beschwerdemitarbeiter

  ggf. bisheriger Mitarbeiter (nur bei Folgebeschwerden):

Lösungsvorschlag bzw. -wunsch des Kunden:

Bisherige Lösungsversuche (nur bei Folgebeschwerden):

Zusagen gegenüber dem Kunden:

Terminzusagen bzw. Rückmeldungen

☐ telefonische

☐ schriftliche

☐ persönliche Rückmeldung bis zum   durch Mitarbeiter:

weitergeleitet an Mitarbeiter: von Bereich bzw. Station

am (Datum):   Uhrzeit:

☐ weitergeleitet bzw. Rückmeldung an oben genannten Kooperationspartner (s. Beschwerdebereich)

Name des Mitarbeiters

Datum: Uhrzeit:

Bearbeitungsvorschläge des aufnehmenden Mitarbeiters:

Sonstige Anmerkungen:

Abschlussdokumentation

Umgesetzte Lösung:

Rückmeldung des Beschwerdeführers:

Datum:

Mitarbeiter:

5

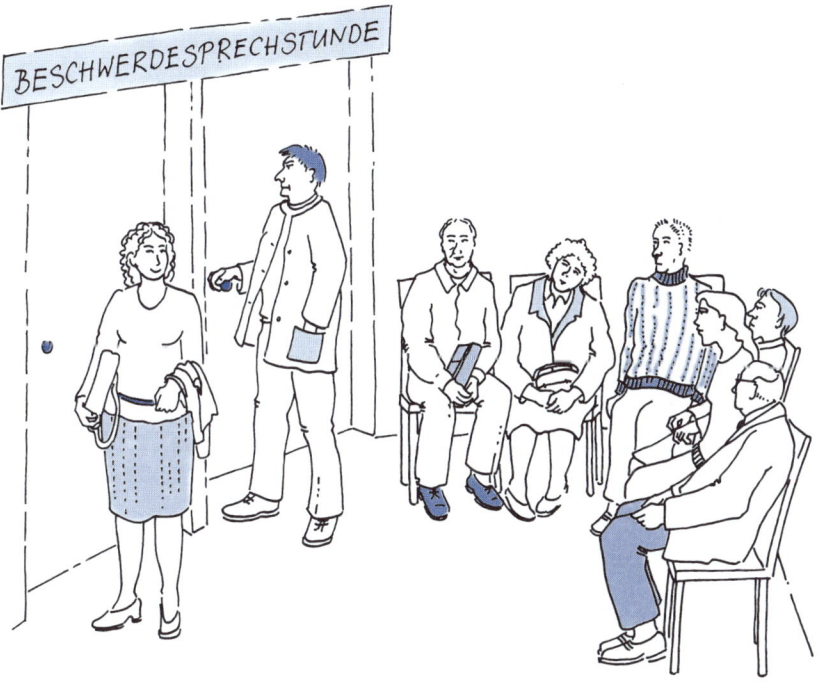

Beschwerden
   stimulieren

Im Rahmen des Beschwerdemanagements muss beachtet werden, dass sich nur ein geringer Prozentsatz der Kunden beschwert, wenn sie unzufrieden sind (☞ 1.3.1). Zielsetzung des Beschwerdemanagements ist es jedoch, alle Kunden zufrieden zu stellen und deshalb an so viele Informationen wie nur möglich „heranzukommen".

Erreicht werden kann dies, indem das Beschwerdemanagement so strukturiert und aufgebaut wird, dass die Kunden sich „leicht" beschweren und etwaige **Hemmnisse** überwinden können. Um dies zu unterstützen und die Kunden langfristig dazu zu bringen, sich vermehrt „freiwillig" zu beschweren, müssen gezielte Maßnahmen ergriffen werden, die die **Beschwerdebereitschaft** der Kunden stimulieren.

Jede Einrichtung muss individuell überprüfen und auswählen, welche Maßnahmen für die eigene Organisation geeignet erscheinen (☞ 2.3). Dem **Einfallsreichtum** der Mitarbeiter sind bei der Beschwerdestimulierung jedoch keine Grenzen gesetzt. „Erlaubt" ist alles, was den gewünschten Erfolg erzielt und die folgenden **Grundsätze** berücksichtigt.

Tipps für die Praxis

▶ Maßnahmen zur Beschwerdestimulierung regelmäßig durchgeführen bzw. anbieten

▶ Zuständige Mitarbeiter nicht zu oft wechseln lassen, da Kunden in der Regel feste Ansprechpartner bevorzugen

▶ Realistische Maßnahmen auswählen, die nicht im Widerspruch zu dem „täglich Gelebten" stehen

▶ Verschiedene Beschwerdewege ermöglichen (☞ 1.2)

▶ Erhobene Informationen im Rahmen einer Beschwerdestimulierungsmaßnahme den gesamten Bearbeitungsprozess durchlaufen lassen, d. h. von der Informationssammlung bis zur Problemlösung

5.1 Informationssammlung in unterschiedlichen Beschwerdesituationen

Die Informationssammlung kann in unterschiedlichen Situationen erfolgen. Entweder im Rahmen der täglichen Arbeit oder im Rahmen von gezielten Maßnahmen zur Beschwerdestimulation, wie z. B. **Angehörigenabende** oder **Beschwerdesprechstunden**. Allen gemeinsam ist, dass die Beschwerden immer den gesamten Bearbeitungsprozess durchlaufen müssen, d. h. von der Phase der Informationssammlung bis zur Phase der Problemlösung.

Die Art und Weise der Bearbeitung ist immer gleichbleibend und unabhängig davon, auf welchem Wege und in welcher Situation die Informationen zum Beschwerdefall erhoben werden. Zielsetzung ist es, den Aufwand so gering wie möglich zu halten. Deshalb müssen für die Informationssammlung innerhalb von Beschwerdesprechstunden oder für die Erfassung von **Zufallsbeschwerden** im Alltag keine unterschiedlichen Aufnahmebogen gestaltet werden, sondern es kann immer derselbe Aufnahmebogen verwendet werden. Voraussetzung dafür ist jedoch, dass der Aufnahmebogen so aufgebaut ist, dass er den Mitarbeitern in jeder Situation das **Beschwerdegespräch** erleichtert (☞ Kap 4).

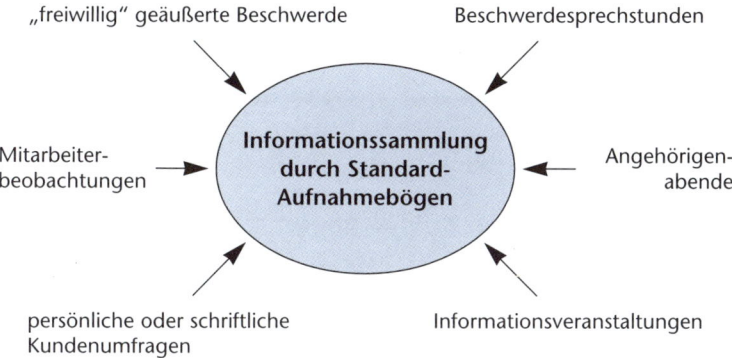

Abb. 5: Die Informationssammlung kann in vielfältigen Situationen erfolgen.

■ *Gesprächsfluss sichern*

In der **Beschwerdesituation** sind viele Kunden emotional beteiligt und reagieren deshalb mitunter sehr sensibel auf äußere Umstände. Folgende Aspekte sollten deshalb bei der Vorgehensweise zur Informationssammlung berücksichtigt werden, um bei den Kunden nicht den Anschein zu erwecken, dass ihre Beschwerde anhand von Formularen „abgearbeitet" wird:

- Der **Gesprächsfluss** darf nicht wesentlich unterbrochen werden, weshalb die einzelnen Informationen nicht „der Reihe nach" abgefragt, sondern aus dem Gespräch entnommen werden sollten.
- Die Kunden reagieren positiv, wenn ihnen vermittelt wird, dass die **Aufnahmebögen** als Hilfestellung für die Mitarbeiter dienen und für die weitere Bearbeitung notwendig sind.
- Es muss deutlich gemacht werden, was mit den **Informationen** geschieht.
- Der Bereich „**Weiterbearbeitung der Beschwerde**" kann teilweise auch ausgefüllt werden, wenn der Kunde nicht mehr anwesend ist; dies erspart den Kunden Zeit und die Mitarbeiter können sich in Ruhe auf die Weiterbearbeitung der Beschwerde konzentrieren.

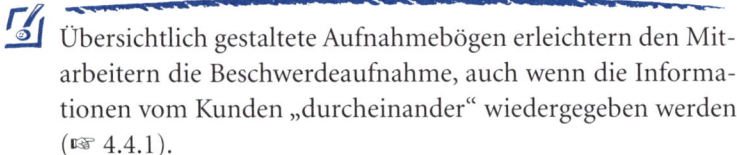

Übersichtlich gestaltete Aufnahmebögen erleichtern den Mitarbeitern die Beschwerdeaufnahme, auch wenn die Informationen vom Kunden „durcheinander" wiedergegeben werden (☞ 4.4.1).

5.2 Beschwerdeveranstaltungen planen

Im Rahmen des Beschwerdemanagements können Sprechstunden, Angehörigenabende und Informationsveranstaltungen als Maßnahmen zur **Beschwerdestimulierung** eingeführt werden. Die allen gemeinsame Zielsetzung ist es, mit den Bewohnern, Patienten und

Angehörigen ins Gespräch zu kommen und den Weg für eine konstruktive Beschwerdearbeit zu bereiten.

■ Konstruktive Beschwerdearbeit

Hieraus ergeben sich für die Kunden und die Einrichtung **allgemeine Vorteile:**

- Die Kunden, besonders die Angehörigen, können untereinander Erfahrungen austauschen und erleben dadurch oftmals eine **Entlastung** der eigenen (Pflege-)Situation.
- Kunden und Mitarbeiter können durch den Austausch **Einblick** in die Situation des jeweils anderen nehmen.
- Von „beiden Seiten" bestehende **Vorurteile** können abgebaut werden.
- Das **Verständnis** füreinander wird aktiv gefördert.
- Mitarbeiter und Kunden können gegenseitig **Kritik** und **Lob** äußern. Dies fördert den offenen Umgang und trägt zur Zufriedenheit beider Seiten bei.
- Die Kommunikation wird gefördert und es werden gegenseitig Informationen ausgetauscht, die zur **Arbeitserleichterung** beitragen können (Wissen vermittelt Sicherheit).

Für das Beschwerdemanagement ergeben sich spezielle Vorteile:

- Indem die Einrichtung ein eigenes **Beschwerdeforum** anbietet, signalisiert sie den Kunden, dass ihre Beschwerden ernst genommen werden.
- Ergreift die Einrichtung die **Initiative** und geht offen auf die Kunden zu, setzt dies die Hemmschwelle der Kunden herab und sie „trauen" sich eher, Beschwerden und Kritik zu äußern.
- Die Veranstaltungen sprechen eine **Vielzahl** von Kunden gleichzeitig an.
- Die **Kommunikation** zwischen Kunden und Mitarbeitern wird gefördert, was zu einem konstruktiven Umgang mit Beschwerden beiträgt.
- Im Rahmen der verschiedenen Maßnahmen können konkrete Beschwerden erfasst und alle notwendigen Informationen über **Standard-Aufnahmebögen** erhoben werden.

5

- **Problemlösungen** können in Rahmen der Veranstaltungen gemeinsam bearbeitet werden (☞ 7.3).
- Erfolge in der Beschwerdebearbeitung können **transparent** gemacht, wodurch andere Kunden ermutigt werden, sich zu beschweren.

Angehörigenarbeit und Beschwerdemanagement bauen aufeinander auf, ergänzen sich und verfolgen ein gemeinsames Ziel: Zufriedene Kunden.

■ Mangelndes Interesse?

In der Praxis machen viele Einrichtungen die Erfahrung, dass sie zwar verschiedene Veranstaltungen anbieten, diese aber von den Kunden eher selten genutzt werden. Daraus wird abgeleitet, dass Bewohner, Patienten und Angehörige generell kein **Interesse** an solchen Veranstaltungen haben. Diese Annahme ist jedoch falsch. Dass Kunden verschiedene Angebote nicht nutzen, liegt nicht an ihrem mangelnden Interesse, sondern oftmals „nur" an der **Organisation** der Veranstaltung. Um das Interesse der Kunden zu wecken, müssen die Veranstaltungen „kundengerecht" organisiert werden, d. h. die unterschiedlichen Bedürfnisse der Kunden sollten so weit wie möglich berücksichtigt werden.

Gerade **ambulante Pflegedienste** werden feststellen, dass die pflegenden Angehörigen, die zu 97 % weiblich sind, großes Interesse daran haben, sich mit Frauen zu treffen, die sich in der gleichen Situation befinden. Angehörigenarbeit, Fortbildungen und Beschwerdemanagement lassen sich sehr gut verbinden und tragen dazu bei, die Situation der Frauen zu entlasten. Dies wirkt sich immer positiv auf die **Pflegesituation** und damit auch auf die Zusammenarbeit mit den Pflegekräften aus.

■ Erfolgskriterien

Um möglichst viele Kunden für die Veranstaltungen begeistern zu können, müssen die folgenden Aspekte bei der Veranstaltungsorganisation berücksichtigt werden:

- **Großveranstaltungen** für die gesamte Einrichtung werden in der Regel von den Kunden gemieden, weil
  - sie oftmals als anonym empfunden werden
  - der individuelle Austausch untereinander in einem großen Forum nur schwer zu ermöglichen ist
  - die Kunden oft ihre direkten Ansprechpartner vermissen, da nicht alle Pflegekräfte von jeder Station bzw. jedem Team anwesend sind
  - besonders Angehörige mehr Interesse zeigen, wenn die Veranstaltung nur den Bereich umfasst, der sie direkte betrifft, wie z. B. den Wohnbereich der gepflegten Mutter
  - viele Menschen bei Großveranstaltungen gehemmt sind und nicht über ihre persönlichen Belange sprechen möchten
  - Großveranstaltungen deprimierend wirken, wenn nur wenige daran teilnehmen. Das kann zur Folge haben, dass beim nächsten Mal noch weniger Personen erscheinen.
- **Kleinere Veranstaltungen**, zu denen nur die Kunden einer Station oder eines Bereichs eingeladen werden, sind bei den Kunden wesentlich beliebter, weil
  - ihnen die Umgebung vertraut ist
  - die für sie wichtigen Ansprechpartner anwesend sind
  - die Identifikation mit dem „eigenen" Bereich größer ist
  - die Atmosphäre persönlicher ist und mehr Menschen anspricht
  - sich die Kunden intensiver austauschen und dadurch im Laufe der Zeit vertrauter miteinander werden können
  - die Themen individueller auf die Bedürfnisse der (Bereichs-) Kunden zugeschnitten werden können
  - kleine Veranstaltungen sich einfacher und individueller organisieren lassen, was sich positiv auf den gesamten Veranstaltungsverlauf auswirkt
  - Angehörige besser einbezogen werden können, z. B. in die Vorbereitung, Themenwahl.

5

- **Weitere Aspekte:**
  - Die Veranstaltungen müssen regelmäßig angeboten werden.
  - Die Veranstaltungen müssen frühzeitig, ausreichend und ansprechend beworben werden.
  - Den Kunden muss bekannt sein, welches Ziel die Veranstaltung verfolgt.
  - Die Themen müssen vielfältig sein und die Kunden ansprechen.
  - Die Termine bzw. Uhrzeit dürfen nicht an die Arbeitsorganisation, sondern müssen an die Kundenbedürfnisse angepasst werden. Auch Wochenendtermine können sinnvoll sein.

Tipps für die Praxis

- ▶ Veranstaltungen rechtzeitig bekannt geben
- ▶ Zeitrahmen der Thematik anpassen und 90 Minuten nicht überschreiten
- ▶ Kunden möglichst persönlich ansprechen und einladen, z. B. beim Besuch
- ▶ Aktuelle Anlässe zum Thema machen
- ▶ Wenn organisatorisch möglich, einen Ausweichtermin anbieten bzw. erfragen, wann den einzelnen Personen eine Teilnahme möglich ist, damit möglichst viele teilnehmen
- ▶ Alle Mitarbeiter frühzeitig und konkret, z. B. inhaltlich, über die Veranstaltung informieren, um frühzeitig „Eigenwerbung" betreiben zu können
- ▶ Auffällige Plakate oder Kollagen aus Tonpapier aufhängen. Sie ziehen die Aufmerksamkeit auf sich und sind kostengünstige Werbeträger für die Wohnbereiche
- ▶ Themenbezogene Plakate wieder verwenden bzw. die Wohnbereiche diese auch untereinander austauschen lassen
- ▶ Für eine angenehme räumliche Atmosphäre und das „leibliche Wohl" der Kunden sorgen

5.3 Einführungsveranstaltungen und Angehörigenabende

Bevor die ersten Maßnahmen in die Praxis umgesetzt werden, müssen die Kunden über das Beschwerdemanagement informiert werden. Informationsveranstaltungen verfolgen das Ziel, die Kunden mit dem Beschwerdemanagement vertraut zu machen und eine erste **Annäherung** an die Thematik zu ermöglichen. Gleichzeitig können Informationsveranstaltungen auch nützliche **Hinweise** darüber liefern, wie die geplanten Maßnahmen auf die Kunden wirken. Hierdurch können sich wichtige Anregungen ergeben, die in die Planung eingearbeitet werden können und dadurch die praktische Umsetzung erleichtern.

Um die Nachteile von **Großveranstaltungen** zu umgehen, sollten die Informationsveranstaltungen über das Beschwerdemanagement im kleineren Kreis durchgeführt werden, d. h. stations- bzw. bereichsbezogen angeboten werden.

 Wenn die Stationen und Bereiche bei der Beschwerdearbeit unterschiedlich vorgehen, müssen die Informationsveranstaltungen auf jeden Fall bereichsbezogen stattfinden.

■ *Themenvielfalt als „Kundenköder"*

Die **Vorstellung** des Beschwerdemanagements sollte nicht als separates Thema angeboten werden, da besonders anfänglich viele Kunden das Thema nicht einordnen können und möglicherweise als unwichtig empfinden. Angehörige und Partner können z. B. im Rahmen eines regulär stattfindenden **Angehörigenabends** über das geplante Vorhaben informiert werden. Da bei Veranstaltungen, die unterschiedliche Themen ansprechen, die Anzahl der Teilnehmer in der Regel größer ist als bei Veranstaltungen, die sich nur mit einem bestimmten Thema befassen, kann dadurch das Thema Beschwerdemanagement einem breiteren **Publikum** vorgestellt werden.

■ Separate Aufklärung

Es kann sinnvoll sein, Bewohner und Patienten separat über das Beschwerdemanagement aufzuklären, da sie sich in der Regel intensiver als ihre Angehörigen mit den **praktischen Auswirkungen** des Beschwerdemanagements auseinander setzen müssen. Gleichzeitig kann die Einrichtung bei den Bewohnern und Patienten vielfältiger für die Veranstaltungen werben, da Mitarbeiter und Kunden meist täglich in Kontakt treten und die Mitarbeiter schon vorab nähere Informationen geben können, um das **Interesse** der Kunden anzuregen. Im **ambulanten Bereich** gestaltet sich die Information der Patienten schwieriger, da diese sich nicht geschlossen innerhalb einer Einrichtung befinden. Ein gemeinsames Treffen ist daher meist mit einem großen **logistischen** Aufwand verbunden (Transportmöglichkeiten). Je nach Zustand und Mobilität des Klientels kann es daher sinnvoll sein, die Patienten zuhause durch die Pflegekräfte aufzuklären. Einfache Informationsblätter können dabei die Informationsvermittlung unterstützen.

Angehörigen im ambulanten Bereich sollten im Rahmen einer gemeinsamen Veranstaltung über das Beschwerdemanagement informiert werden. Dies spart nicht nur Zeit, sondern gewährleistet den positiven Austausch aller Beteiligten.

■ Getrennt oder zusammen?

Durch die unterschiedliche **Betroffenheit** haben Bewohner und Angehörige oftmals einen unterschiedlichen **Wissensbedarf**, weshalb sich die Durchführung von gemeinsamen Informationsveranstaltungen teilweise schwierig gestaltet. Es sollte auch geprüft werden, ob die Durchführung gemeinsamer Veranstaltungen didaktisch möglich ist. Beispielsweise müssen die Informationen für blinde Bewohner auf eine andere Weise aufbereitet werden als für deren sehende Angehörige. Jede Einrichtung muss deshalb individuell für sich entscheiden, ob die Veranstaltungen für die Angehörigen und die Bewohner getrennt oder zusammen stattfinden können.

Es ist nur dann sinnvoll, Angehörige und Bewohner gemeinsam zu informieren, wenn die zu vermittelnden Inhalte für
beide Gruppen gleichermaßen relevant sind.

■ *Einführungsphase*

Die Informationsveranstaltungen sollen den Weg für die praktische
Beschwerdearbeit bereiten. Deshalb ist es zu Beginn notwendig,
möglichst viele Kunden zu erreichen und mit dem **„Beschwerde-
gedanken"** vertraut zu machen.

In der Einführungsphase sollten ca. zwei bis drei Veranstaltungen
pro Station bzw. Bereich im Abstand von drei bis sechs Wochen angeboten werden. Diese Veranstaltungen unterstützen die Einführung des Beschwerdemanagements und dienen dazu, **grundlegende Informationen** zu vermitteln. Da das Beschwerdemanagement
in der gesamten Einrichtung etabliert wird, sollten die einzelnen
Veranstaltungen innerhalb der Einrichtung relativ zeitgleich durchgeführt werden.

Folgende Inhalte sollten in den **Einführungsveranstaltungen** angesprochen werden:

- Zielsetzung des Beschwerdemanagements
- Aufbau des Beschwerdmanagement-Systems
- Umsetzung in die Praxis
- welche Maßnahmen angeboten werden, z. B. Sprechstunden und
  Umfragen
- welche „Aufgaben" und Möglichkeiten die Kunden haben
- welche Mitarbeiter beteiligt sind und welche Ansprechpartner
  wofür zuständig sind

■ *Arbeitsphase*

Ist das Beschwerdemanagement fest in die Praxis integriert, müssen Veranstaltungen stattfinden, die die Kunden über den aktuellen **Verlauf** informieren. Das Thema „Beschwerdemanagement"
sollte deshalb dauerhaft in jeder Veranstaltung fest verankert wer-

5

den, z. B. im Rahmen von Angehörigenabenden. Die Veranstaltungen sollten regelmäßig zwei- bis viermal jährlich angeboten werden.

Folgende **Vorteile** ergeben sich für das Beschwerdemanagement:

- Aktuelle Beschwerden können beispielsweise im Anschluss an einen Angehörigenabend erfasst werden (Standard-Aufnahmebögen).
- Beschwerden können offen thematisiert werden.
- Die Kunden werden in die Problemlösungen einbezogen (☞ 7.3).
- Die Probleme können aus verschiedenen Perspektiven betrachtet werden.
- Es können Verbesserungsvorschläge von den Kunden angebracht werden.
- Aktuelle Maßnahmen wie z. B. Kundenumfragen können besprochen werden.
- Umfrageergebnisse können mitgeteilt werden.
- Die Einrichtung kann über die Erfolge in der Beschwerdebearbeitung ihr Ansehen stärken und hebt sich von der Konkurrenz ab.

Die Veranstaltungen sollen auch dafür genutzt werden, **Werbung** in eigener Sache zu betreiben. Werden beispielsweise in naher Zukunft Umfragebögen an die Angehörigen verschickt, lohnt es sich, die Gründe dafür darzulegen und persönlich an die Bereitschaft der Angehörigen zu appellieren. Hierdurch wird die Verbindlichkeit verstärkt, was sich meist positiv auf die Rücklaufquoten auswirkt (☞ Kap. 6).

Tipps für die Praxis

▶ Kleine Broschüren oder Faltzettel für die Kunden bereithalten; sie unterstützen besonders in der Einführungszeit die Informationsvermittlung

▶ Zu vermittelnde Inhalte einfach und übersichtlich darstellen und die Kunden nicht mit Wissen überfrachten

▶ Kunden nur mit den jeweils für sie notwendigen Informationen über das Beschwerdemanagement versorgen

5.4 Beschwerdesprechstunden

Mitarbeiter können in der normalen **Alltagssituation** nicht angemessen auf die Beschwerden reagieren und die notwendigen Informationen nicht ausreichend erfassen. Dies wirkt sich negativ auf die Beschwerdebearbeitung und damit auch auf die **Zufriedenheit** der Kunden und Mitarbeiter aus. Das Beschwerdemanagement verfolgt deswegen die Zielsetzung, alle Beschwerden, die keinen akuten Handlungsbedarf erfordern, langfristig aus dem **Routineablauf** herauszunehmen. Hierzu werden direkte Beschwerdemitarbeiter auf den Stationen und in den Arbeitsteams eingesetzt, die als Hauptansprechpartner in Sachen „Beschwerden" für die Kunden und auch für die Mitarbeiter bereitstehen (☞ 4.2).

■ *Eingeplante Beschwerdearbeit*

Auch die direkten Beschwerdemitarbeiter sind im Alltag in den Routineablauf eingebunden und können aus organisatorischen Gründen nicht immer dann für die Informationssammlung zur Verfügung stehen, wenn eine Beschwerde eingeht. Zudem birgt die Vorgehensweise, immer ad hoc (unmittelbar) auf die Beschwerden zu reagieren, ein weiteres Problem in sich: Die **Beschwerdearbeit** ist zeitlich nicht zu kalkulieren und kann dadurch auch nicht fest eingeplant werden, was wiederum zu organisatorischen Schwierigkeiten im Alltag führt. Um dies zu verhindern, muss die Beschwerdearbeit im stationären und ambulanten Pflegebereich im Alltag gebündelt werden. Hierfür eignen sich **Beschwerdesprechstunden**, während derer die direkten Beschwerdemitarbeiter aus der Ablaufroutine herausgenommen werden und sich ausschließlich der Beschwerdebearbeitung und Informationssammlung widmen.
Gleichzeitig sollen Beschwerdesprechstunden auch dazu dienen, den Bewohnern und Angehörigen zu vermitteln, dass sie immer zu bestimmten **Zeiten** ihre Beschwerden äußern sollen. Hierdurch wird einerseits die Beschwerdebereitschaft stimuliert und andererseits langfristig daraufhin gearbeitet, dass die Beschwerden ohne akuten **Handlungsbedarf** hauptsächlich im Rahmen der Sprechstunden geäußert werden und die Kunden somit im Alltag nicht mehr auf später „vertröstet" werden müssen.

5

Wird die Beschwerdearbeit nicht koordiniert und zeitlich festgelegt, nimmt sie immer mehr Zeit in Anspruch, als es die Durchführung von Beschwerdesprechstunden erfordert.

■ Sprechstundeninhalte

Für die Beschwerdesprechstunden müssen feste **Präsenzzeiten** vereinbart werden, zu denen immer ein direkter Beschwerdemitarbeiter anwesend ist. Innerhalb dieser festgelegten Zeit hat der direkte Beschwerdemitarbeiter folgende **Aufgaben** zu erledigen:

- Es müssen die Beschwerden **inhaltlich** aufgenommen werden, die sich zwischen den Sprechstunden „angesammelt" haben und beispielsweise durch die indirekten Beschwerdemitarbeiter bereits dokumentiert wurden (☞ 4.2).
- Die direkten Beschwerdemitarbeiter müssen als Ansprechpartner für die indirekten Beschwerdemitarbeiter zur Verfügung stehen und ggf. **gemeinsam** mit ihnen die Informationssammlungen der Beschwerden vervollständigen, die bereits wegen des akuten Handlungsbedarfs von indirekten Beschwerdemitarbeitern aufgenommen und teilweise bearbeitet wurden (☞ 4.2).
- Die Standard-Aufnahmebögen zur Informationserfassung müssen **vollständig** an die entsprechenden Mitarbeiter zur Weiterbearbeitung übermittelt werden.
- Die direkten Beschwerdemitarbeiter müssen beispielsweise Kunden oder Kooperationspartner zurückrufen und ggf. Beschwerden **telefonisch** aufnehmen.
- Die direkten Beschwerdemitarbeiter müssen, z. B. in Absprache mit der Wohnbereichsleitung, die **Beschwerdethemen** festlegen und vorbereiten, die im Rahmen des nächsten Angehörigenabends angesprochen werden sollen.
- Die Kunden sollen die Sprechstunde dazu nutzen, ihre Beschwerden in dieser Zeit zu äußern.
- Die direkten Beschwerdemitarbeiter müssen die **Mitarbeiterbeobachtungen** auswerten und für die Weiterbearbeitung vorbereiten (☞ 4.4.1).

■ „Stationäre" Umsetzung

Die Beschwerdesprechstunden sollten gleich zu Beginn des Beschwerdemanagements eingeführt und auf jeder Station separat angeboten werden. Die **Sprechstundenzeiten** müssen so geplant werden, dass die Mitarbeiter ausreichend Zeit zur Verfügung haben, um die anfallenden Aufgaben erledigen zu können.

Grundsätzlich kann man davon ausgehen, dass ein direkter Beschwerdemitarbeiter im Durchschnitt ein bis zwei Stunden wöchentlich für eine Sprechstunde aufwenden muss. Der tatsächliche Umfang ist jedoch in jeder Einrichtung unterschiedlich, weshalb es bei Projektbeginn sinnvoll ist, vorab einen **Zeitrahmen** festzulegen, der dann durch die **Erfahrungswerte** in der Praxis angepasst wird. Die direkten Beschwerdemitarbeiter sollten deshalb über einen Zeitraum von drei Monaten schriftlich festhalten, wie viel Zeit sie für welche Aufgaben benötigen. Durch das Aufschreiben wird ersichtlich, ob die festgelegte Zeit realistisch ist oder nach oben bzw. unten korrigiert werden muss.

■ „Ambulante" Umsetzung

Aufgrund der Arbeitsorganisation im ambulanten Pflegebereich muss die Beschwerdesprechstunde anders als im stationären Bereich organisiert werden. Würde man im ambulanten Bereich ebenfalls feste Beschwerdesprechzeiten im Büro des Pflegedienstes anbieten, würden die Patienten diese in der Regel nicht in Anspruch nehmen können, z. B. aufgrund **logistischer Schwierigkeiten.** Zudem sind die Angehörigen teilweise so stark in die Pflege eingebunden, dass sie aus zeitlichen oder organisatorischen Gründen selbst auch keine Beschwerdesprechstunde besuchen können.

Dennoch muss auch in einer ambulanten Einrichtung sichergestellt werden, dass Beschwerden regelmäßig geäußert werden können und den Beschwerdeführern dafür ein kompetenter **Ansprechpartner** zur Verfügung steht. Aus diesem Grund fallen die Beschwerdesprechstunden im ambulanten Bereich nicht weg, sondern müssen lediglich anders aufgebaut werden. Beschwerdesprechstunden müssen einmal wöchentlich zu festgelegten Zeiten angeboten werden: In dieser Zeit können Patienten und deren Angehörige individuell entscheiden, ob sie die Sprechstunde persönlich oder telefonisch zur Beschwerdeäußerung und Problembesprechung nutzen möchten. Der Schwerpunkt wird in der Regel bei der **telefonischen Beschwerdebearbeitung** liegen.

■ Zeit für die Arbeit

Beschwerdesprechstunden dienen nicht nur ausschließlich der „Neuaufnahme" von Beschwerdefällen. Sie sollen gleichzeitig auch sicherstellen, dass die direkten Beschwerdemitarbeiter einen festen **Zeitrahmen** zur Erledigung aller anfallenden Arbeiten im Rahmen des Beschwerdemanagements zur Verfügung haben. Regelmäßige Beschwerdesprechstunden sichern somit die **Arbeitsfähigkeit** der direkten Beschwerdemitarbeiter und dadurch den Erfolg des Beschwerdemanagements.

■ „Sprechstunden vor Ort"

Es muss noch eine **alternative Möglichkeit** gefunden werden, die Beschwerdebereitschaft der Kunden persönlich zu fördern: Mitarbeiter, die anfallende Beschwerden ad hoc vor Ort aufnehmen, tragen nicht automatisch dazu bei, die Beschwerdebereitschaft der Kunden zielgerichtet zu fördern, wie dies im Rahmen von Sprechstunden möglich ist. Aus diesem Grund müssen „Sprechstunden vor Ort" durchgeführt werden. Dies hört sich aufwendiger an, als es in der Praxis ist: Möglich wäre, dass die für die **Pflegevisite** zuständige Pflegekraft bei jedem Patientenbesuch einen Teil der Zeit ausschließlich dafür verwendet, bestehende Kundenunzufriedenheit im Gespräch aufzuspüren und die notwendigen Informationen zur Beschwerdebearbeitung auf dem **Standard-Aufnahmebogen** festzuhalten (☞ 4.4.3).

 Alle direkten Kundenkontakte sollten gezielt und am besten regelmäßig für das Beschwerdemanagement genutzt werden.

■ *Erfolgsvoraussetzungen*

Für eine erfolgreiche Umsetzung im ambulanten und stationären Bereich müssen folgende „**Regeln**" unbedingt eingehalten werden:

- Die Beschwerdesprechstunden müssen in regelmäßigen **Abständen** stattfinden.
- Die Sprechstunden müssen immer zur selben **Zeit** durchgeführt werden.
- Es muss eine separater Raum zur Verfügung stehen bzw. **Störungen** müssen verhindert werden.
- **Telefon** und **Büromaterial** müssen gestellt werden.
- Die Sprechstunden sollen nur von **direkten Beschwerdemitarbeitern** bzw. deren Stellvertretungen durchgeführt werden.
- Die direkten Beschwerdemitarbeiter und ihre Stellvertretungen sollten sich regelmäßig, am besten jedoch monatsweise, mit der **Durchführung** der Sprechstunde abwechseln.
- Die Beschwerdesprechstunden müssen auf jeder **Station** separat durchgeführt werden.

Tipps für die Praxis

▶ Beschwerdesprechstunden in die Informationsschrift der Einrichtung aufnehmen

▶ Hinweisplakate auf der Station und innerhalb der Einrichtung anbringen

▶ Kunden beim Einzugs- und Aufnahmegespräch auf die regelmäßigen Sprechstunden ihrer Station bzw. Einrichtung hinweisen

▶ Sprechzeiten auf dem Dienstplan vermerken, um sicherzustellen, dass die direkten Beschwerdemitarbeiter eingeteilt sind und aus dem Ablauf herausgenommen werden

▶ Sicherstellen, dass von der Küche Getränke und Gebäck für die Sprechstunden vorbereitet werden

▶ Sprechstunden abwechselnd vormittags und abends durchführen und anhand der Dokumentation herausfinden, welche Zeiten am häufigsten genutzt werden

5.5 Kummer-Briefkästen

Im Gegensatz zu den persönlich durchgeführten Veranstaltungen und Sprechstunden ist der Kummer-Briefkasten eine Maßnahme der **schriftlichen Beschwerdestimulierung**. Die schriftliche ist für die Kunden oft mit einem größeren Aufwand verbunden als die persönliche Beschwerde (☞ 1.2.2). Aus diesem Grund müssen Maßnahmen der schriftlichen Beschwerdestimulierung sehr genau auf das übrige Beschwerdemanagement angepaßt werden und so gestaltet sein, dass der Aufwand und die Nachteile für die Kunden so gering wie möglich sind. Als nachteilig wird von den Kunden empfunden, dass

- sie keinen direkten **Ansprechpartner** „vor Augen" haben
- die **Situation** der Beschwerdeäußerung sehr anonym ist
- oftmals keine **Reaktion** von Seiten der Einrichtung erfolgt
- die **Reaktionszeiten** sehr lang sind
- die Beschwerdebearbeitung selten **Wirkung** zeigt und somit nicht zur Verbesserung der Situation beiträgt
- in der Praxis nie **Zettel** und **Stift** neben den Briefkästen liegen und der Aufwand zu groß ist, sich diese Dinge zu „organisieren"
- Kummer-Briefkästen nicht immer für alle Kunden erkennbar bzw. erreichbar sind, letzteres z. B. für **Rollstuhlfahrer**.

 Aufgrund der Nachteile und der oftmals „halbherzigen" Umgangsweise der Einrichtungen, werden Kummer-Briefkästen häufig von den Kunden als „Alibi-Maßnahme" wahrgenommen und dementsprechend nicht genutzt.

■ Die Kombination macht's

Die **Anonymität** der Beschwerdesituation ist bei Kummer-Briefkästen für viele Menschen abschreckend. Gerade wenn es um sehr intime und sensible Bereiche geht, bevorzugen viele Menschen einen **direkten Ansprechpartner**, dem sie sich anvertrauen und ihre Situation schildern können. Dieser wichtige Faktor fällt jedoch bei

Kummer-Briefkästen weg. Damit die Kunden die Kummer-Briefkästen überhaupt nutzen, muss die Einrichtung ihnen ein „Gesicht" verleihen, d. h. die Mitarbeiter, die die Beschwerden bearbeiten, müssen für die Kunden zusätzlich persönlich ansprechbar sein. Kummer-Briefkästen können nur erfolgreich sein, wenn sie mit persönlichen Maßnahmen der Beschwerdebearbeitung und -stimulierung ergänzt werden.

Im Rahmen des Beschwerdemanagements werden Kummer-Briefkästen hauptsächlich als **„Nachrichtenüberbringer"** und seltener als Beschwerdeforum eingesetzt. Durch die Briefkästen können beispielsweise die Angehörigen eine Nachricht für die direkten Beschwerdemitarbeiter hinterlassen und um Rückruf während der nächsten Sprechstunde bitten. Gleichzeitig können auch Bewohner eine kurze Nachricht hinterlassen, wenn sie schon länger auf eine Rückmeldung warten. Um den Aufwand für die Kunden so gering wie möglich zu halten und damit ihre Beschwerdebereitschaft zu stimulieren, sollten **vorgefertigte Formulare** entwickelt werden, die von den Kunden nur noch ausgefüllt werden müssen.

Kummer-Briefkästen werden immer erfolglos und eine tatsächliche **Alibi-Maßnahme** bleiben, wenn sie nicht durch persönliche Maßnahmen der Beschwerdebearbeitung begleitet werden.

■ *Formularbeispiel*

Das Formular soll lediglich dazu dienen, die grundlegenden Daten der **„Absender"** aufzunehmen. Alle weiteren Details sollten in einem persönlichen Gespräch ermittelt und festgehalten werden. Die Kunden, die sich auf diesem Weg beschweren wollen, sollen jedoch über das Formular auch die Möglichkeit erhalten, dies zu tun. Direkt über dem Briefkasten muss ein **Informationsschreiben** für die Kunden angebracht werden, das sie über den Einsatz des Kummer-Briefkastens und der Formulare aufklärt.

Fallbeispiel

Liebe Bewohner, liebe Angehörige,

sollten wir momentan nicht persönlich für Sie erreichbar sein, können
Sie gerne eine Nachricht für unsere Beschwerdemitarbeiterin
Frau Maier hinterlassen – Sie werden in der nächsten Sprechstunde
von ihr zurückgerufen. Sollten Sie in dieser Zeit nicht erreichbar
sein, rufen wir Sie auch gerne außerhalb der Sprechstunde zurück.

BITTE SAGEN SIE UNS DIE MEINUNG, wenn Sie mit uns
unzufrieden sind!

Füllen Sie dazu entweder das beiliegende Formular aus oder wenden
Sie sich direkt an Frau Maier, Ihre zuständige Beschwerdemit-
arbeiterin. Sie ist während unserer Beschwerdesprechstunde jede
Woche mittwochs von 16:30–18:00 Uhr persönlich für Sie da.

Weitere Fragen können Sie gerne auch telefonisch mit Frau Maier
während der genannten Sprechstundenzeit unter der Nummer
089/00 01 00 01 besprechen.

Name: Vorname:
Straße: PLZ:
Tel./Fax (privat und beruflich):
Datum:
Anliegen bzw. Beschwerde:

☐ *Rückruf erbeten wegen:*
☐ *in der nächsten Beschwerdesprechstunde*
☐ *außerhalb der Sprechzeit:*
*(Selbstverständlich können Sie Ihre Beschwerde auch anonym
abgeben.)*

Tipps

▶ Formulare und Schreibstifte jederzeit neben dem Briefkasten bereithalten

▶ Auf dem Formular ausreichend Platz für die Beschwerden und Mitteilungen der Kunden lassen

▶ Kummer-Breifkästen grundsätzlich so anbringen, dass sie für jeden Kunden gut zugänglich sind (auch für Rollstuhlfahrer) und von jedem Kunden auch als Beschwerdebriefkasten erkannt werden können (Schriftgröße beachten)

▶ Im Rahmen von Veranstaltungen für den Kummer-Breifkasten werben

▶ Unbedingt jedem Beschwerdeführer Rückmeldung geben; bei anonymen Beschwerden allgemein auf das Problem eingehen, z. B. im Rahmen eines Angehörigenabends

▶ Größeres Info-Plakat, das alle näheren Angaben wie z. B. Zielsetzung enthält, direkt über dem Briefkasten anbringen, da sich Kunden vielfach durch visuelle Reize angesprochen fühlen

5

6

Kundenzufriedenheit durch Umfragen erfassen

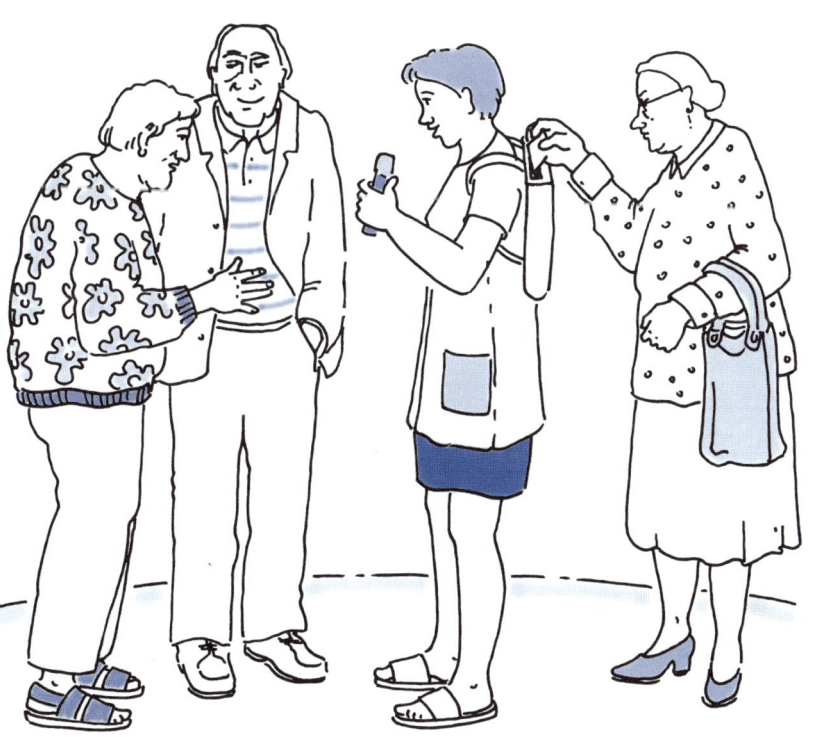

Kundenumfragen sind eine weitere Maßnahme der Beschwerdestimulierung und bieten der Einrichtung wertvolle Informationen darüber, wie die **Leistungsqualität** aus der Sicht der Kunden wahrgenommen wird (☞ Kap. 5).

6.1 Zur Teilnahme motivieren – Rücklaufquoten erhöhen

Fallbeispiel

Das Haus „Sonnenschein" führt im Rahmen des Beschwerdemanagements eine Kundenumfrage durch, um die Zufriedenheit der Bewohner zu ermitteln. Da auch die Angehörigen eine bedeutende Rolle einnehmen, sollen diese ebenfalls in die Kundenumfrage einbezogen werden und den gleichen Fragebogen ausfüllen wie die Bewohner. Die entwickelten Fragebögen werden an die Bewohner verteilt und die Angehörigen verschickt. Nachdem die Rücksendefrist verstrichen ist und die Mitarbeiter die Auswertung der Umfrage vornehmen möchten, stellen sie fest, dass von 100 Angehörigen nur 35 die Umfragebögen ausgefüllt zurückgesendet haben. Enttäuscht ziehen die Mitarbeiter das Resümee, dass sich Umfragen in ihrer Einrichtung nicht „lohnen".

Die Vorbereitung und Durchführung von Kundenbefragungen ist für jede Einrichtung mit Aufwand verbunden. Dementsprechend niederschlagend können die geringen **Rücklaufquoten** (Anzahl der Rückmeldungen) der Umfragebögen sein. Diese liegen in der Praxis regelmäßig nur zwischen 30 und 50 %, was zur Folge hat, dass die Einrichtung von mehr als 50 % der Kunden nicht die gewünschten Informationen bekommt. Besonders anfänglich können die Rücklaufquoten geringer ausfallen, da die Kunden auf neue Maßnahmen misstrauisch reagieren können. Hierdurch wird ersichtlich, dass der Aufwand, den die Einrichtung betreiben muss, oftmals im **Widerspruch** zum realisierten Erfolg steht.

Wenn sich Kunden an die Umfragen gewöhnt und deren positive Auswirkungen im Alltag wahrgenommen haben, verbessern sich auch die Rücklaufquoten.

■ Rücklaufquoten verbessern

Auch für die Kunden stellen Umfragen einen nicht unerheblichen Aufwand dar. Deshalb ist es auch für sie wichtig, dass der Aufwand in **Relation** zum Erfolg steht. In der Praxis müssen die Umfragen aus Sicht der Kunden tatsächlich zur Leistungsverbesserung beitragen. Erfolgt dies nicht, verliert das Beschwerdemanagement seine **Glaubhaftigkeit** und die Einrichtung wird bei zukünftigen Umfragen (und anderen Maßnahmen) nicht mehr auf das Engagement der Kunden zählen können, was sich beispielsweise in einer geringen Rücklaufquote ausdrückt.

Die **Berücksichtigung** der folgenden Faktoren kann dazu beitragen, die Rücklaufquoten zu erhöhen und konstant zu halten:

- Die Befragungen müssen **regelmäßig** angeboten werden, wobei der Abstand zwischen den einzelnen Befragungen etwa bei 9–12 Monaten liegen sollte.
- Befragungen sollten nur in **Kombination** mit andauernden Maßnahmen, wie z. B. Beschwerdesprechstunden, durchgeführt werden.
- Die Kunden müssen wissen, warum ihre Teilnahme bei Befragungen wichtig ist (**Begründung**) und wie sie dadurch zur Verbesserung der Qualität beitragen können (☞ 6.1).
- Nach der Umfrageanalyse und -auswertung muss den Kunden das **Umfrageergebnis** mitgeteilt werden (☞ 5.3). Wird das Thema „Umfragen" anschließend nicht mehr von der Einrichtung aufgegriffen, werden sich auch die engagierten Kunden bei der nächsten Umfrage zurückziehen.
- Die Kunden müssen im Alltag die **Wirkung** spüren, d. h. die Einrichtung muss bereit sein, die Schwachstellen zu verbessern.
- Die Befragungsinhalte und die Formulierung der Fragen müssen speziell auf die **Zielgruppe** und deren Bedürfnisse abgestimmt sein (☞ 6.3).
- Der Aufwand muss für die Kunden so gering wie möglich gehalten werden.

6

Die Verbindlichkeit der Kunden erhöht sich, wenn die Einrichtung persönlich auf die Bewohner und die Angehörigen zugeht und an die Hilfsbereitschaft des Einzelnen appelliert. Hierzu eignen sich besonders Veranstaltungen wie Angehörigenabende, Informationsveranstaltungen und Beschwerdesprechstunden (☞ Kap. 5).

■ Ungewöhnliche Werbemaßnahmen

Rücklaufquoten können auch erhöht werden, indem das **Interesse** der Kunden durch ungewöhnliche und reizvolle Werbemaßnahmen geweckt wird. Dies ist besonders zu empfehlen, wenn die Maßnahmen mit einem großen Aufwand für die Kunden verbunden sind, wie z. B. das Ausfüllen von Fragebögen. Vergessen werden darf nicht, dass es die Einrichtung ist, die den Kunden etwas abverlangt und nicht umgekehrt.

In anderen Dienstleistungsbranchen werden diese **Zusatzanreize** schon seit längerem erfolgreich angeboten. Eine Übertragung auf den Pflegebereich ist sinnvoll, auch wenn die Vorgehensweise vorerst ungewöhnlich erscheint.

Ungewöhnliche Werbemaßnahmen können dazu beitragen, dass
- die Einrichtung positiv auf sich aufmerksam machen kann
- originelle Aktionen an Freunde und Bekannte weitergegeben werden und damit zur Imagebildung beitragen
- bei den Kunden das Interesse für bestimmte Vorhaben geweckt wird
- die gebotenen Anreize zu einer höheren Beteiligung an Maßnahmen führen
- das Beschwerdemanagement um einen weiteren positiven Aspekt bereichert wird.

■ Verlosungen

Zielsetzung ist, den Kunden einen Anreiz zu schaffen, sich auf die Umfragebögen einzulassen und diese in hoher Anzahl an die Einrichtung zurückzusenden. Um dies zu fördern, können beispielsweise Verlosungen unter den Teilnehmern durchgeführt werden. Die entsprechenden **Gewinne** sollten dabei immer auf die **Zielgruppe** abgestimmt sein. Beispielsweise kann ein „Schnupper-Abo" im Fitness-Studio für Angehörige sehr reizvoll und gleichzeitig für Bewohner nicht geeignet sein.

Ein weiteres Ziel besteht darin, die **Kosten** für die Zusatzanreize so gering wie möglich für die Einrichtung zu halten. Beispielsweise wird sich meist ein Fitness-Studio finden, dass der Einrichtung das „Schnupper-Abo" kostenlos zur Verfügung stellt, wenn es namentlich bei der Verlosung erwähnt wird. Hierdurch profitiert auch das Studio, indem es relativ kostengünstig auf seine Leistungen aufmerksam machen kann. Insofern sind Verlosungen sowohl für die Pflegeeinrichtungen als auch für die „Spender" rentabel.

Mögliche **Gewinne** können sein:

- Kino- und Theaterkarten
- Eintritt für den Freizeitpark
- Tagesgutscheine für einen Thermalbadbesuch
- Eintrittsgutscheine für eine aktuelle Ausstellung
- Büchergutscheine
- Einkaufsgutschein für das Geschäft „XY"
- Gutschein für einen Restaurantbesuch

Zudem können auch Leistungen verlost werden, die von der Einrichtung selbst erbracht werden können. Ambulante Pflegedienste können z. B. einzelne Pflegeleistungen für die Patienten verlosen.

 Tipps für die Praxis

▶ Mögliche Gewinne mit allen Mitarbeitern gemeinsam festlegen; hierdurch ergibt sich ein größeres Ideenpotential
▶ Möglichst viele Anbieter kontaktieren, um das beste Angebot herausfiltern zu können
▶ Gewinner im Rahmen von Angehörigenabenden, Aushängen in der Einrichtung oder Hauszeitschriften bekannt geben, weil hierdurch auch andere Kunden stimuliert werden können

6.2 Umfragen organisieren und durchführen

Die Befragung von Kunden kann **persönlich** oder **schriftlich** durchgeführt werden. Beide Möglichkeiten weisen jeweils Vor- und Nachteile auf, die bei der Entscheidung, wie die Einrichtung vorgehen will, berücksichtigt werden müssen.

6.2.1 Persönliche Befragungen

In der Praxis kommt die persönliche Befragung seltener vor als die schriftliche Befragung. Dies liegt zumeist an dem erheblich höheren **Aufwand** von persönlich durchgeführten Befragungen. Dennoch gibt es Einrichtungen, die aufgrund ihres Klientels nicht auf schriftliche Befragungen „ausweichen" können. Hierzu zählen alle Einrichtungen, deren Bewohner und Patienten aufgrund ihrer Erkrankungen die Fragebögen nicht selbstständig ausfüllen können. Dies trifft in der Regel auf den Großteil der Einrichtungen im Bereich der **Altenpflege und -betreuung** zu. Ob die Umfrage schriftlich oder persönlich durchgeführt werden kann, ist somit nicht nur von wirtschaftlichen Erwägungen, sondern auch von den Möglichkeiten der Zielgruppe abhängig.

 Die Befragung von Bewohnern und Patienten sollte persönlich durchgeführt werden. Hierdurch wird verhindert, dass Bewohner alters- oder krankheitsbedingt nicht an den Umfragen teilnehmen können. Hingegen sollte die Befragung von Angehörigen schriftlich erfolgen, da mit (Schreib-) Einschränkungen in dieser Kundengruppe nicht zu rechnen ist.

■ Vorteile

- Es können auch Informationen von Personen erhoben werden, die eine eingeschränkte Lese- und Schreibfähigkeit aufweisen.
- Die Informationen können umfangreich und detailliert erhoben werden.

- Durch das persönliche Gespräch können mitunter auch Informationen „herausgekitzelt" werden, die in schriftlichen Umfragen verborgen bleiben.
- Die Auswertung kann schneller erfolgen, weil Unklarheiten schon im Interview abgeklärt werden können.
- Die Befragungssituation wird von den Befragten als weniger anonym empfunden.
- Die Befragungsinhalte können offener bearbeitet werden.

■ Nachteile

- Der Erhebungsaufwand ist ungefähr dreimal so hoch wie bei schriftlichen Befragungen.
- Die Interviewer müssen eine hohe Kompetenz aufweisen, um die Kundenantworten so wenig wie möglich durch das persönliche Verhalten bzw. die eigene Meinung zu beeinflussen.
- Besonders bei einer negativen Meinung besteht die Gefahr, dass die Befragten unehrlich antworten.
- Die Kunden können sich nicht in die Anonymität zurückziehen, was ihre Meinungsäußerung hemmen kann.

6

■ Einflussfaktoren

Bei den persönlich durchgeführten Befragungen kann der **Interviewer** die Befragung positiv oder negativ beeinflussen. Wichtig ist, dass die Kunden nicht in einer Weise beeinflusst werden, dass sie die Antworten verfälscht wiedergeben. Dieser Aspekt kann sich verstärken, wenn die befragten Kunden aus „Rücksicht" auf die durchführende Person die Antworten beschönigen. Aus diesem Grund sollen die Interviewer nicht aus dem Bereich stammen, in dem die Befragung durchgeführt wird.

Ebenso sollte die Befragung auf keinen Fall von **Leitungskräften** durchgeführt werden, da Kunden meist „ihre" Pflegekräfte vor dieser schützen wollen und sich einfach weigern, diese durch ehrliche Antworten an die Leitungskraft zu „verpfeifen". Haben die Kunden zudem noch Angst vor drohenden **Sanktionen**, z. B. durch die Pflegekräfte, wird dieser Aspekt erheblich verstärkt. Aus diesem Grund sollte die persönliche Befragung nicht durch Pflege-kräfte der Einrichtung, sondern möglichst von **externen Personen** durchgeführt werden, die keine feste Anbindung an die Einrichtung haben. Als Kompromiss können auch Mitarbeiter aus anderen Disziplinen eingesetzt werden, wie z. B. Mitarbeiter aus dem Sozialdienst.

Tipps für die Praxis

▶ Kooperationen mit anderen Einrichtungen eingehen und sich gegenseitig die Mitarbeiter als externe Interviewer zur Verfügung stellen

▶ Den Kunden verdeutlichen, dass die Befragung nur durch externe Mitarbeiter anonym verlaufen kann (auch wenn sie persönlich stattfindet)

▶ Den Kunden durch positive Reaktionen auf Beschwerden die Angst vor Sanktionen nehmen

6.2.2 Schriftliche Befragungen

Die schriftliche Befragung kommt in der Praxis häufig vor und wird meist zur Befragung von Angehörigen eingesetzt (☞ 6.2.1). Hierbei wird der Fragebogen an die beteiligten Kunden per Post versendet. Er sollte bis zu einem festgelegten Datum (deadline) von diesen wieder an die Einrichtung zurückgesendet werden.

▪ Vorteile

• Der Erhebungsaufwand ist wesentlich geringer als bei persönlichen Befragungen.

• Die schriftliche Befragung ist dadurch kostengünstiger.

• Durch Wahrung der Anonymität kann die Hemmschwelle leichter überwunden werden.

• Die Antworten fallen in der Regel ehrlicher aus, da die Kunden nicht durch die Interviewer beeinflusst werden können.

• Es müssen keine kompetenten Interviewer zur Verfügung gestellt werden.

■ Nachteile

- Die Frageformulierung muss eindeutig sein und darf nicht zu Missverständnissen führen, da keine Möglichkeit besteht, Rückfragen zu stellen (☞ 6.4.2).
- Die Vorbereitung der Fragen nimmt dadurch mehr Zeit in Anspruch.
- Die Auswertung kann sich z. B. durch unleserliche Schrift verzögern.
- Es kann nicht sichergestellt werden, dass auch tatsächlich derjenige die Fragen beantwortet, an den sie verschickt worden sind (andere Angehörige oder Freunde „helfen" oft mit).
- Die Rücklaufquoten können niedrig ausfallen und dadurch die Auswertung erschweren bzw. verzögern.
- Bei anonymen Befragungen können schwerwiegende Äußerungen nicht zurückverfolgt werden.

Gerade für ambulante Pflegedienste ist die schriftliche Befragung der Patienten mit einem großen Risiko behaftet, da die Angehörigen und Freunde oft enger in die Pflegesituation eingebunden sind und es sich in der Regel nicht nehmen lassen, den Fragebogen mit den Patienten „zusammen" auszufüllen. Hierdurch wird dann unter Umständen die Meinung der Angehörigen statt die der Patienten ermittelt.

■ Vorankündigung

Bei schriftlichen Befragungen hat sich in der Praxis gezeigt, dass die Kunden auf Vorankündigungen positiv reagieren und sich dadurch die Rücklaufquoten erhöhen. In Anbetracht dieses Erfolgs lohnt sich diese Maßnahme, auch wenn der Aufwand vordergründig höher erscheint.

- Für **persönliche** Vorankündigungen sollten deshalb alle zur Verfügung stehenden Kundenkontakte genutzt werden (☞ Kap. 5). Besteht der persönliche Kontakt mit einigen Angehörigen unregelmäßig, können diese auch telefonisch über die geplante Umfrage informiert und zur Teilnahme animiert werden.
- Auch **schriftliche** Vorankündigungen können die Teilnahmebereitschaft der Kunden erhöhen.

> Die Vorankündigung sollte ca. zwei bis vier Wochen vor der eigentlichen Befragung stattfinden. Ist die Zeitspanne größer, kann die Befragung schon wieder in Vergessenheit geraten sein.

■ *Begleitschreiben*

Zu jeder schriftlichen Befragung gehört ein Begleitschreiben, das auf eventuell gemachte Vorankündigungen Bezug nimmt und die Kunden über die **Zielsetzung** aufklärt und ihnen deutlich macht, warum jede einzelne Rückmeldung wichtig ist. Das Begleitschreiben sollte ansprechend und übersichtlich für die Kunden gestaltet sein. Wichtige Textstellen können durch **Absätze** und **Fettdrucke** hervorgehoben werden. Ebenso sollte darauf geachtet werden, dass die Einrichtung und deren Logo auf dem Umfragebogen erkennbar ist.

Aufbau von Begleitschreiben:
- persönliche Anrede mit Namen und Titel (keine Allgemeinformulierung)
- Zielsetzung der Umfrage (Begründung)
- persönlicher Appell zur Mithilfe
- Aussagen zum ungefähren Zeitaufwand
- Besonderheiten, wie z. B. Teilnahme an Verlosungen
- Informationen darüber, wie die Antworten weiterbearbeitet werden
- Stellungnahme zur Anonymität
- Rücklauftermin
- Danksagung
- Unterschrift des zuständigen Beschwerdemitarbeiters und einer Leitungskraft

Fallbeispiel

Sehr geehrte Frau Dr. Engel,

wie wir Ihnen bereits während des letzten Angehörigenabends vom 15.11.02 mitgeteilt haben, möchten wir gerne eine **Angehörigenumfrage** veranstalten.

Die Umfrage führen wir durch, weil wir uns ein umfassendes Bild darüber machen wollen, wie die Angehörigen unserer Bewohnerinnen und Bewohner die Qualität unserer Arbeit einschätzen. Nur so können wir auf individuelle Wünsche eingehen und unsere Leistungen kontinuierlich verbessern. Um dies zu erreichen, brauchen wir jedoch **IHRE** persönliche Mithilfe – indem Sie die Fragen beantworten und die Antworten uns zur Verfügung stellen, können Sie, auch im Sinne Ihrer Mutter, Frau Hoppe, aktiv zur Verbesserung der Pflegesituation beitragen. Die Beantwortung der Fragen ist für Sie mit einem Zeitaufwand von ungefähr **20 Minuten** verbunden. **Um Sie für Ihre Mühe zu entschädigen, nehmen Sie automatisch an einer Verlosung teil**, sobald der ausgefüllte Fragebogen wieder bei uns eingetroffen ist. Der Gewinn, fünf Kinokarten für eine Vorstellung Ihrer Wahl, wurde uns vom Münchner City-Kino freundlicherweise zur Verfügung gestellt.

Die eingegangenen Umfragebögen werden von unseren Beschwerdemitarbeitern bearbeitet, und die Ergebnisse werden im Rahmen einer der nächsten Veranstaltungen gemeinsam besprochen.

Aus organisatorischen Gründen möchten wie Sie bitten, uns den ausgefüllten Fragebogen in dem beigelegten frankierten Rückumschlag bis **spätestens zum 30. Januar** zurückzusenden.

Sie können den Fragebogen **anonym** oder unter Angabe Ihres Namens ausfüllen und an uns zurücksenden. Sollten Sie Ihren Namen nennen, versichern wir Ihnen, dass Sie keine negativen Auswirkungen auf die Pflegesituation befürchten müssen – wir sind ernsthaft an Ihrer Meinung interessiert!

Wir bedanken uns schon im Voraus für Ihre Mithilfe und verbleiben bis zur nächsten Veranstaltung mit herzlichen Grüßen

_____   _____

Elisabeth Müller   Elvira Schäfer
(Beschwerdemitarbeiterin)   (Heimleitung)

6

■ Erinnerungsschreiben

Erinnerungsschreiben können nach Ablauf der **Rücksendefrist** eingesetzt werden, um die Kunden nochmals an den Fragebogen zu erinnern und wiederholt an die Bereitschaft der Kunden zu appellieren. In dem Erinnerungsschreiben sollte die Rücksendefrist um 10–14 Tage verlängert werden. In der Regel müssen keine zusätzlichen Fragebögen beigelegt werden – es sollte jedoch darauf aufmerksam gemacht werden, dass diese bei **Verlust** jederzeit noch einmal zugesendet werden können.

Da den Kunden Anonymität zugesichert wurde, müssen grundsätzlich alle Kunden noch einmal angeschrieben werden, da ansonsten der **Verdacht** aufkommt, dass die Einrichtung sehr wohl weiß, wer welche Antworten bereits „abgeliefert" hat. Dieser Eindruck würde sich auf das Beschwerdemanagement und auf künftige Umfragen negativ auswirken.

6

 Tipps für die Praxis

▶ Dem Fragebogen unbedingt einen frankierten Rückumschlag beilegen

▶ Ansprechende Briefmarken auswählen, da sich laut Studie hierdurch die Rücklaufquoten ebenfalls beeinflussen lassen (keine einfachen Stempel verwenden)

▶ Briefaufmachung äußerlich deutlich anders gestalten als Reklame- und Postwurfsendungen

6.3 Themen der Bewohner- und Angehörigenbefragung festlegen

Fallbeispiel

Die Patienten und die Angehörigen des ambulanten Pflegedienstes „Müller" sollen an einer Kundenbefragung teilnehmen; die Beschwerdemitarbeiter haben zu diesem Zweck einen Fragebogen entwickelt. Die Bewohner werden persönlich und die Angehörigen schriftlich befragt, wobei der Fragebogen für beide Kundengruppen identisch ist.

*Beispielhaft sollten folgende Fragen von den Bewohnern und Ange-
hörigen beantwortet werden:*

- *Wie werden Ihre individuellen Bedürfnisse bei den Toilettengängen
  berücksichtigt?*
- *Wie werden Ihre individuellen Schlafgewohnheiten berücksichtigt?*

*Nach Rücksendeschluss stellen die Mitarbeiter eine niedrige Rücklauf-
quote bei den Angehörigen fest und thematisieren dies beim nächsten
Angehörigenabend. Von den Angehörigen wird ihnen mitgeteilt, dass
sich ein Großteil von ihnen nicht ernst genommen gefühlt hat.*

Im Fallbeispiel wird deutlich, wie sensibel die Angehörigen darauf
reagieren können, wenn aus der Formulierung ersichtlich wird,
dass die Fragestellung eigentlich auf die Patienten zugeschnitten
war. Daher ist bei den Angehörigen der **Eindruck** entstanden, dass
ihre Meinung „in einem Aufwasch" mit der Meinung der Patienten
abgefragt werden sollte. Hierdurch fühlten sie sich nicht individuell
in ihrer Situation als Angehörige wahrgenommen, was zur **Ableh-
nung** des Fragebogens und somit zu niedrigen Rücklaufquoten geführt hat.

6

■ Unterschiedliche Umfragebögen

Bewohner und Angehörige sind in unterschiedlicher Weise von der
Pflegesituation betroffen und betrachten deshalb die Leistungserbringung auch unter unterschiedlichen Gesichtspunkten. Dies
muss auch bei der Entwicklung von Umfragebögen und der **Formulierung** der Fragen berücksichtigt werden.

Identische Fragebögen für **Bewohner** und **Angehörige** setzen eine
neutrale Formulierung der Fragen voraus, um zu verhindern, dass
eine Kundengruppe stärker angesprochen wird als die andere. Bei
neutralen Formulierungen besteht allerdings die Gefahr, dass sich
keine Kundengruppe wirklich individuell angesprochen fühlt und
beide mit Desinteresse reagieren. Zudem müssen in den Fragebögen die unterschiedlichen Bedürfnisse der jeweiligen Kundengruppe auch inhaltlich berücksichtigt werden, was ebenfalls durch
identische Fragebögen für Angehörige und Bewohner ausgeschlossen ist.

Kurzfristig erscheint die Entwicklung eines gemeinsamen Umfragebogens kostengünstiger. Betrachtet man jedoch deren niedrige Rücklaufquoten, wird deutlich, dass in diesem Fall durch die Umfragekampagne Kosten verursacht werden, die keinen Nutzen für die Einrichtung erzielen.

 Kundenumfragen müssen so gestaltet werden, dass die Inhalte und die Formulierung der Fragen für die jeweilige Zielgruppe relevant sind. Aus diesem Grund sind inhaltlich identische Umfragebögen für unterschiedliche Zielgruppen in der Praxis nicht sinnvoll.

■ Bewohner

Fallbeispiel

Das Alten- und Pflegeheim „Maria" versorgt ausschließlich blinde Menschen. Um sich selbstständig in der Einrichtung zurechtfinden zu können, müssen im ganzen Haus und im Garten Hilfsmittel, z.B. Führstangen, angebracht sein, die eine selbstständige Fortbewegung ermöglichen. Ob diese Hilfsmittel ausreichend und sinnvoll angebracht sind, ist für die Bewohner der Einrichtung immer wieder ein Anlass für verschiedene Beschwerden.

Aus dem Beispiel geht hervor, dass die potenziellen Beschwerdeursachen für die Bewohner verschiedener Einrichtungen unterschiedlich sind. In dem Haus „Maria" nehmen beispielsweise Führstangen eine große Bedeutung ein, was in einer Einrichtung mit sehenden Bewohnern völlig unbedeutend ist. Aus diesem Grund müssen bei der inhaltlichen Festlegung auch die spezifischen **Besonderheiten** einer Einrichtung berücksichtigt und in den Fragebogen für die Bewohner aufgenommen werden (☞ 6.4.3).

 Die Umfragebögen für die Bewohner einer **stationären** Einrichtung unterscheiden sich inhaltlich von denen der Patienten einer **ambulanten** Pflegeeinrichtung, da bei beiden Organisationsformen die jeweils spezifischen Aspekte berücksichtigt werden müssen. Beispielsweise können im ambulanten Pflegebereich die nachfolgenden Aspekte eine bedeutendere Rolle als im stationären Bereich einnehmen und sollten deshalb in den Umfragen erfasst werden:

- Wie beurteilen Sie die Pünktlichkeit der Mitarbeiter?
- Kommen immer dieselben Mitarbeiter zu Ihnen?
- Können Sie uns Tag und Nacht jederzeit erreichen?

■ Angehörige

Fallbeispiel
Herr Mittler hat die Betreuungsvollmacht für seine pflegebedürftige Mutter übernommen und ist auch für die finanziellen Angelegenheiten seiner Mutter zuständig. Er regelt alle Verwaltungsangelegenheiten. Herr Mittler musste in der Vergangenheit feststellen, dass immer wieder Reibereien zwischen ihm und der Verwaltung entstehen. Da das gesamte Gesundheitswesen für ihn „Neuland" ist, würde er sich mehr Informationen von der Verwaltung wünschen.

An diesem Beispiel wird deutlich, dass Angehörige nicht nur die Pflegesituation aus einer anderen Sicht als die Bewohner betrachten, sondern auch oft in anderen Bereichen mit der Einrichtung zusammenarbeiten und dementsprechend andere Erwartungen an diese stellen. Aus diesem Grund müssen die speziellen **„Angehörigenbereiche"** erfasst und in den Fragebogen für die Angehörigen aufgenommen werden (☞ 6.4.4).

Gleichzeitig unterscheiden sich diese Angehörigenbereiche im ambulanten Pflegebereich von denen in stationären Einrichtungen. Wie bei der Entwicklung eines Fragebogens für die Bewohner und Patienten, müssen auch für die Befragung der Angehörigen die spezifischen Gegebenheiten der **Organisationsform** berücksichtigt und in den Fragebogen aufgenommen werden. Da die Angehörigen in einer ambulanten Betreuungssituation oft intensiver in die aktive Pflege und Betreuung der Patienten eingebunden sind, sollten z. B. folgende Punkte berücksichtigt werden:

6

- Fühlen Sie sich als Angehörige ausreichend durch den Pflegedienst entlastet?
- Wie beurteilen Sie den Informationsfluss zwischen den Pflegekräften und Ihnen, als pflegende Angehörige?
- Wie beurteilen Sie als pflegende Angehörige die Zusammenarbeit mit den Pflegekräften?

Nützlich kann ein „**Testdurchlauf**" sein, der z. B. mit einer außenstehenden Freundin durchgeführt wird. Hierdurch kann festgestellt werden, ob die Fragen für andere Personen verständlich formuliert sind, die Aufmachung ansprechend ist und alle wichtigen Inhalte erfasst sind. Gleichzeitig kann auf diesem Weg die ungefähre Bearbeitungszeit für die Angehörigen herausgefunden und in dem Begleitschreiben realistisch dargestellt werden. Ist die „Testperson" tatsächlich in eine Pflegesituation eingebunden, können sich auch dadurch weitere Hinweise ergeben.

6

■ *Inhalte ermitteln*

Die Ermittlung der Inhalte sollte von den **Mitarbeitern** vorgenommen werden, da sie es in der Regel sind, die den engsten Kontakt zu den Bewohnern und deren Angehörigen haben. Durch den Alltagskontakt und die Gespräche mit beiden Kundengruppen verfügen die Mitarbeiter über die fundiertesten **Kenntnisse**, welche Bedürfnisse die Kunden haben bzw. welche Bedürfnisse nicht befriedigt werden. Aus diesem Grund können die Mitarbeiter am besten einschätzen, zu welchen Inhalten die jeweilige Kundengruppe befragt werden sollte.

Da die Umfragebögen in Zusammenarbeit mit den direkten Beschwerdemitarbeitern der verschiedenen Bereiche entwickelt werden, sollen diese auch gemeinsam die Befragungsinhalte aufstellen. Mögliche Vorgehensweise zur Ermittlung der Inhalte:

- Beschwerdebereiche festlegen, die in der Einrichtung vorhanden sind, wie z. B.
  - Pflege
  - Verwaltung
  - Leitung

- Personal
- Hauswirtschaft
- Soziale Betreuung
- Wohnen und Freizeit
- Einzelne Beschwerdebereiche unterteilen, z. B. der Hauswirtschaftsbereich in
  - Küche
  - Reinigung
  - Wäscheservice
- Ermitteln, in welchen Bereichen die Bewohner Beschwerden äußern
- Ermitteln, in welchen Bereichen die Angehörigen Beschwerden äußern
- Unterschiede zwischen beiden Kundengruppen herausarbeiten und inhaltliche Schwerpunkte für die Befragung der Bewohner und der Angehörigen setzen
- Aus den Schwerpunkten dann detaillierte Fragen ableiten (☞ 6.4)
- Erfahrungen der Mitarbeiter zusammentragen, in welchen Bereichen aus ihrer Sicht die Zusammenarbeit erschwert ist bzw. wo sie Unzufriedenheit bei den Kunden vermuten
- Diese Erfahrungen ebenfalls in den Fragebogen einarbeiten, da hier von Seiten der Kunden Unzufriedenheit bestehen kann, die sie nicht äußern

Tipps für die Praxis

▶ Aufnahmebögen zur Informationssammlung benutzen, um zu ermitteln, in welchen Bereichen welche Arten von Beschwerden vorkommen (☞ 4.4)

▶ Auch „seltene" Beschwerdegründe berücksichtigen, da andere Personen vielleicht ähnlich empfinden, sich aber nicht trauen, dies zu äußern

▶ Geplante Vorhaben, z. B. die Einrichtung einer Cafeteria, ebenfalls in eine Umfrage aufnehmen und zur „Kundenbewertung" freigeben

6

6.4 Fragen entwickeln

Bei der Entwicklung eines Fragebogens zur Ermittlung der Kundenzufriedenheit müssen sowohl die **Fragearten** als auch die Kriterien zur **Formulierung** der Fragen berücksichtigt werden.

6.4.1 Fragearten – offene und geschlossene Fragen

Fragen werden in zwei Gruppen eingeteilt:
- geschlossene Fragen
- offene Fragen

■ Geschlossene Fragen

Bei geschlossenen Fragen müssen die Kunden unter bereits vorgegebenen Antworten auswählen. Geschlossene Fragen werden unterteilt in Alternativfragen und Selektivfragen.

Alternativfragen bieten lediglich die Möglichkeit, die gestellte Frage mit einem „ja" oder mit einem „nein" zu beantworten. Bei Alternativfragen ist es allerdings problematisch, dass nachweislich eine gewisse „Ja-Tendenz" beim Antworten besteht, besonders wenn der Fragebogen ausschließlich aus Alternativfragen besteht. Um dieser „Ja-Tendenz" entgegenzuwirken, müssen die Alternativfragen mit sogenannten Selektivfragen kombiniert werden. Hierdurch erscheinen die Fragen abwechslungsreicher und der Kunde muss sich mehr auf die unterschiedlichen Antwortmöglichkeiten konzentrieren. **Beispiel** für eine Alternativfrage: Sind Sie mit unseren Leistungen zufrieden, ja oder nein?

Selektivfragen bieten eine Mehrfachauswahlmöglichkeit, d. h. es stehen mehr als zwei Antwortmöglichkeiten für die Befragten zur Verfügung (selektieren = auswählen). Hier besteht die Schwierigkeit darin, Antwortmöglichkeiten zu finden, die alle denkbaren Kundenantworten abdecken. Es ist jedoch zu bezweifeln, dass in der Praxis alle denkbaren Kundenantworten mit Antwortmöglichkeiten abgedeckt werden können. Deshalb sollten die Selektivfragen durch offene Fragen ergänzt werden. Dies könnte in einer Befragung wie folgt aussehen:

Haben Sie das Gefühl, dass Ihre Angehörigen ausreichend in die Betreuungssituation einbezogen werden?

☐ immer   ☐ meistens   ☐ manchmal   ☐ selten   ☐ nie

(Mehrfachantwortmöglichkeit). Begründung:

_____ (freie Antwort)

■ **Offene Fragen**

Offene Fragen sind so formuliert, dass keine Antworten vorgegeben sind und die befragten Kunden frei antworten können. Bei offenen Fragen muss allerdings damit gerechnet werden, dass sich die Befragten aus Angst vor stilistischen Schwächen und Rechtschreibfehlern nur sehr knapp äußern. Aufgrund der **Hemmschwelle** des „freien Schreibens" können wichtige Informationen für die Einrichtung verlorengehen. **Beispiel** für eine offene Frageformulierung:

Wie könnten wir die Einbeziehung Ihrer Angehörigen für Sie persönlich verbessern?

_____ (freie Antwort)

■ **Vor- und Nachteile**

- Die Auswertung von geschlossenen Fragen ist einfacher und die Ergebnisse sind genauer als bei offenen Fragen.
- Der Zeit- und Kostenaufwand ist daher bei geschlossenen Fragen niedriger als bei offenen Fragen.
- Offene Fragen können die Auswertung beeinträchtigen, indem z. B. aufgrund der unleserlichen Handschrift die Antwort nicht nachvollzogen werden kann.
- Aufgrund der Hemmschwelle bei offenen Fragen, kann es vorkommen, dass einige Fragen nicht bzw. unvollständig beantwortet werden.
- Bei geschlossenen Fragen kommt es vor, dass sich Kunden in keiner der angebotenen Antworten wiederfinden können und deshalb die Frage ebenfalls nicht beantworten.
- Geschlossene Frage können zu einer „Ja-Tendenz" führen und auf die Befragten „langweilig" wirken, weshalb der Fragebogen

schnell „abgehandelt" bzw. nicht ausgefüllt wird (niedrige Rücklaufquote).

- Das Ausfüllen des Fragebogens ist bei geschlossenen Fragen für die Kunden mit weniger (Zeit-) Aufwand verbunden.

Fragebögen mit rein geschlossenen Fragen können in der Regel nur bei schriftlichen Umfragen eingesetzt werden, da es während eines persönlichen Gesprächs unwahrscheinlich ist, dass die Befragten beispielsweise nur mit einem „ja" antworten.

■ Kombination führt zum Erfolg

Sowohl die geschlossenen als auch die offenen Fragen weisen gleichzeitig Vor- und Nachteile auf, die den **Erfolg** der Umfrage wesentlich beeinflussen. Aufgrund der Genauigkeit der Antworten und der leichteren Auswertung sind in der Regel geschlossene Fragen den offenen Fragen vorzuziehen.

Offene Fragestellungen müssen jedoch immer hinzugenommen werden, sobald die Kunden nicht nur die Frage selbst beantworten sollen, sondern ihre **persönliche Einschätzung** zu einem bestimmten Sachverhalt wiedergeben müssen, z. B. bei der Frage nach Verbesserungsvorschlägen. Da gerade bei Umfragen zur Zufriedenheitsermittlung die persönliche Einschätzung der Kunden ausschlaggebend ist, werden bei diesen Befragungen regelmäßig geschlossene und offene **Frageanteile** innerhalb einer Frage kombiniert. Die freie Antwortmöglichkeit stellt zudem sicher, dass die Kunden auch dann eine Frage beantworten können, wenn keine der vorgegebenen Antwortmöglichkeiten für sie in Frage kommen.

 Tipps für die Praxis

▶ Um den Fragebogen abwechslungsreicher zu gestalten, Alternativ- und Selektivfragen formulieren (beides geschlossene Fragen)

▶ Schwerpunkt auf Selektivfragen legen, da hier eine größere Antwortvielfalt möglich ist und dementsprechend die Meinung der Kunden detaillierter eingefangen werden kann

▶ Kunden die Möglichkeit bieten, eigene Anmerkungen bei einer geschlossenen Frage einfließen zu lassen

6.4.2 Kriterien für die Frageformulierung

Unabhängig von den Befragungsinhalten sind bei der Formulierung folgende **Grundsätze** zu beachten:

- Einfachheit
- Verständlichkeit
- Objektivität

■ Einfachheit

Die Fragen sollten einfach formuliert sein und von der Befragungsgruppe nachvollzogen werden können. Beispielsweise sollte bei der Befragung von älteren Menschen auf den Gebrauch von **Modewörtern** verzichtet werden, da ihnen diese meist nicht so geläufig sind wie den jüngeren Menschen. Ebenso kann die soziale Zugehörigkeit der Kunden ausschlaggebend dafür sein, inwieweit Fremdwörter und Fachbegriffe verwendet werden können. Zu beachten ist, dass die Frageformulierung an das **Sprachniveau** der Kunden angepasst werden sollte. Zudem sollten **Abkürzungen** generell vermieden werden, auch wenn sie nach eigener Ansicht „geläufig" sein müssten.

■ Eindeutigkeit

Die Fragen müssen so formuliert sein, dass keine **Missverständnisse** aufkommen. Deshalb sollten die Fragen einen unkomplizierten, logischen Satzbau aufweisen, eindeutig in der Wortwahl und präzise in ihrer Aussage sein. Die Vermischung von verschiedenen Frageaspekten muss verhindert werden, um bei den befragten Kunden keine **Spekulation** darüber aufkommen zu lassen, was mit der Frage gemeint sein könnte. Die Frageformulierung sollte so gewählt sein, dass alle befragten Kunden die Frage inhaltlich eindeutig zu-ordnen und damit beantworten können.

■ Objektivität

Die Kunden dürfen durch die Formulierung der Fragen nicht be-einflusst werden. Aus diesem Grund müssen alle Fragen objektiv formuliert werden und dürfen keine **Wertungen** enthalten, da dies Druck auf die befragten Kunden ausüben und dadurch zur Verzer-rung der Ergebnisse führen kann. Verhindert werden müssen dem-nach alle Formulierungen, die den Kunden die Antworten sugge-rieren, wie z. B. "Sie sind doch auch der Meinung, dass ..."

■ Umfang des Fragebogens

Der Umfang des Fragebogens ist abhängig davon, welche **Befra-gungsinhalte** zuvor ermittelt wurden und wie ausführlich die Kun-den zu bestimmten Beschwerdebereichen befragt werden sollen. Will sich die Einrichtung beispielsweise eine detailliertere Meinung über einen bestimmten Sachverhalt verschaffen, müssen mehrere, einfach strukturierte Unterfragen zu diesem Bereich gestellt wer-den. Hierdurch nimmt auch der Umfang des Fragebogens zu.

Der normale Umfang eines Fragebogens umfasst vier bis sechs Sei-ten. Neben der Anzahl der Fragen ist vor allen Dingen die **Auf-bereitung** der einzelnen Fragen ausschlaggebend. Wird beispiels-weise nach einer Begründung oder nach persönlichen Verbesse-rungsvorschlägen gefragt, ist es nicht sinnvoll, für die Beantwor-tung lediglich ein bis zwei Zeilen zur Verfügung zu stellen. Dieser Platz ist in der Regel nicht ausreichend, um eine schlüssige Antwort geben zu können. Zudem kann dieser „Platzmangel" bei den Kun-den den Eindruck hinterlassen, dass die Einrichtung nicht wirklich an den Antworten interessiert ist.

■ Vorgehensweise beschreiben

Auch wenn der Umfragebogen nach den Formulierungskriterien gestaltet wurde, besteht die Gefahr, dass die Vorgehensweise zur

Beantwortung der Fragen nicht für alle Kunden eindeutig geklärt ist. Aus diesem Grund sollte jeder Umfragebogen zu Beginn eine kurze und prägnante **Anleitung** zur Beantwortung der Fragen enthalten. Hierdurch wird bei schriftlichen Umfragen sichergestellt, dass wirklich alle Kunden daran teilnehmen können und nicht schon durch eine ungeklärte Vorgehensweise abgeschreckt werden.

Tipps für die Praxis

▶ Fragen stets kurz und prägnant formulieren
▶ Abkürzungen erläutern, sofern sie nicht vermieden werden können
▶ Umgangssprachliche Begriffe verwenden
▶ Nicht versuchen, komplexe Fragebereiche in eine Frage zu „pressen"
▶ Mehrere Unterfragen stellen, die eindeutig formuliert und einfach in ihrer Aussage sind
▶ Bei der Formulierung der Unterfragen an den ermittelten Inhalten orientieren (☞ 6.3)
▶ Darauf verzichten, einzelne Textpassagen oder komplette Fragen durch Fett- oder Kursivdruck von anderen Fragen abzuheben
▶ Bei der Formulierung der Fragen keine wertenden Wörter verwenden
▶ Fragen möglichst gleich lang formulieren
▶ Nicht versuchen, den Fragebogen zu verkürzen, indem der Platz für die „freien" Antworten zu knapp bemessen wird
▶ Bei schriftlichen Bewohnerbefragungen regelmäßig eine größere Schriftgröße verwenden als bei Angehörigenbefragungen, auch wenn dies den Seitenumfang ebenfalls vergrößert
▶ Zeilenabstand so bemessen, dass die einzelnen Fragen übersichtlich dargestellt und untereinander abgrenzt werden
▶ Anleitung nicht auf Extrablättern oder im Anschreiben erwähnen, da diese schnell verloren gehen können
▶ Anleitung zu Beginn direkt auf dem Fragebogen einfügen

6

6.4.3 Umfragebogen für Bewohner und Patienten

Fallbeispiel

Anleitung zur Beantwortung der Fragen:

1. Beantworten Sie bitte alle 13 Fragen der Reihe nach.
2. Kreuzen Sie bei jeder Frage die für Sie persönlich zutreffende Antwort an.

Beispiel: ☐ immer ☐ meistens ☐ manchmal ☐ selten ☐ nie
(Bitte für jede Frage jeweils nur **eine** Antwort ankreuzen)

3. Unter den ankreuzbaren Antworten befinden sich weitere Fragen, z. B. nach einer **Begründung** oder nach konkreten **Verbesserungsvorschlägen** Ihrerseits. Sie wären uns sehr behilflich, wenn Sie diese Fragen in einigen Sätzen beantworten könnten. Hierdurch können wir uns einen detaillierten Überblick über Ihre persönliche Meinung verschaffen!

Vielen Dank für Ihre Mühe!

1. Frage

Fühlen Sie sich von uns ausreichend informiert, z. B. über aktuelle Geschehnisse, Terminverschiebungen oder anstehende Veränderungen?
☐ immer ☐ meistens ☐ manchmal ☐ selten ☐ nie
Ihre Begründung:

_____

Wie könnten wir es besser machen?

_____

2. Frage

Fühlen Sie sich von uns umfassend unterstützt bei Ihren persönlichen Verwaltungsangelegenheiten, z. B. Abrechnungen und Behördengänge?
☐ immer ☐ meistens ☐ manchmal ☐ selten ☐ nie
Ihre Begründung:

_____

In welchen Bereichen bzw. Angelegenheiten würden Sie sich von uns mehr Unterstützung wünschen?

_____

3. Frage

Stehen Ihnen die Heimleitung und die Pflegedienstleitung offen als Ansprechpartner zu Verfügung?

☐ immer   ☐ meistens   ☐ manchmal   ☐ selten   ☐ nie

Was würden Sie sich anders wünschen:

---

4. Frage

Sind Ihre persönlichen Bedürfnisse und Vorstellungen bei der Wohnraumgestaltung ausreichend berücksichtigt?

☐ ja   ☐ teilweise   ☐ nein

Was sollte Ihrer Meinung nach verbessert werden?

---

5. Frage

Wie beurteilen Sie die angebotenen Freizeitaktivitäten (z. B. Feste, Veranstaltungen und Ausflüge)?

☐ abwechslungsreich und interessant   ☐ eintönig und uninteressant

Ihre Begründung:

Welche Aktivitäten sollten Ihrer Meinung nach häufiger oder seltener angeboten werden?

---

6. Frage

a) Wie beurteilen Sie die Gestaltung unseres Speiseplans?

☐ abwechslungsreich   ☐ eintönig

b) Sind Sie mit der Qualität unserer Mahlzeiten zufrieden?

☐ immer   ☐ meistens   ☐ manchmal   ☐ selten   ☐ nie

Was sollte Ihrer Meinung nach verbessert werden?

---

7. Frage

a) Sind Sie mit der Reinigung Ihres Zimmers bzw. Ihrer Wohnung zufrieden?

☐ immer   ☐ meistens   ☐ manchmal   ☐ selten   ☐ nie

b) Sind Sie mit der Reinigung und Ausbesserung Ihrer Wäsche
zufrieden?

☐ immer   ☐ meistens   ☐ manchmal   ☐ selten   ☐ nie

Ihre Begründung:

_____

Was müsste sich verbessern?

_____

8. Frage

a) Sind alle Mitarbeiter Ihnen gegenüber höflich und freundlich?

☐ immer   ☐ meistens   ☐ manchmal   ☐ selten   ☐ nie

Ihre Begründung:

_____

b) Gibt es einzelne Bereiche oder Abteilungen, die besonders
freundlich oder besonders unfreundlich sind?

Welche?   _____

9. Frage

a) Wird die Körperpflege entsprechend Ihrer individuellen Wünsche
und Gewohnheiten von den Pflegekräften erbracht?

☐ immer   ☐ meistens   ☐ manchmal   ☐ selten   ☐ nie

b) Wird darauf geachtet, dass z. B. Ihr Hörgerät oder Ihr
persönlicher Schmuck angelegt werden?

☐ immer   ☐ meistens   ☐ manchmal   ☐ selten   ☐ nie

c) Haben Sie während der Körperpflege ausreichend Zeit zur
Verfügung, um sich so weit wie es Ihnen möglich ist, selbstständig zu
waschen und anzukleiden?

☐ immer   ☐ meistens   ☐ manchmal   ☐ selten   ☐ nie

Ihre Begründung:

_____

Was sollte verbessert werden?

_____

10. Frage

Fühlen Sie sich von unseren Pflegekräften in Ihrer Privatsphäre
respektiert?

☐ immer   ☐ meistens   ☐ manchmal   ☐ selten   ☐ nie

Ihre Begründung:

_____

11. Frage

Werden Sie von den Mitarbeitern aktiv in Ihrer Beweglichkeit
unterstützt, z.B. durch Geh- und Stehübungen und Spaziergänge?

☐ immer   ☐ meistens   ☐ manchmal   ☐ selten   ☐ nie

Haben Sie alle Hilfsmittel zur Verfügung, die Sie zur Fortbewegung
benötigen, z.B. Gehstock, Gehwagen oder Rollstuhl?

☐ ja   ☐ teilweise   ☐ nein

Ihre Begründung:

_____

Wie könnten wir Sie noch besser unterstützen?

_____

6

12. Frage

Finden Sie, dass Ihre Angehörigen ausreichend in die Betreuungssituation einbezogen werden?

☐ immer   ☐ meistens   ☐ manchmal   ☐ selten   ☐ nie

Wie könnten wir die Einbeziehung Ihrer Angehörigen für Sie
persönlich verbessern?

_____

13. Frage

Wie beurteilen Sie die Zusammenarbeit mit anderen
Leistungsanbietern, z.B. Ihrem Hausarzt, dem Friseur oder der
Fußpflege?

☐ sehr gut   ☐ gut   ☐ zufriedenstellend   ☐ mangelhaft   ☐ schlecht

Ihre Begründung:

_____

Wie können wir zur Verbesserung beitragen?

_____

HELFEN SIE UNS, indem Sie uns die Meinung sagen!

Der Fragebogen kann leider nicht alle Einzelheiten aufgreifen. Es liegt uns jedoch sehr viel an Ihrer persönlichen Einschätzung, welche Dinge Sie im Haus „Sonnenschein" positiv und welche Sie negativ bewerten.

Bitte teilen Sie uns deshalb weitere Verbesserungsvorschläge und Anregungen mit – wir freuen uns über Ihr Lob und nehmen Ihre Kritik ernst!

6.4.4 Umfragebogen für Angehörige

Fallbeispiel

Anleitung zur Beantwortung der Fragen:

Beantworten Sie bitte alle 13 Fragen der Reihe nach Kreuzen Sie bei jeder Frage die für Sie persönlich zutreffende Antwort an.

Beispiel: ☐ immer ☐ meistens ☐ manchmal ☐ selten ☐ nie

(Bitte für jede Frage jeweils nur eine Antwort ankreuzen)

Unter den ankreuzbaren Antworten befinden sich weitere Fragen, z.B. nach einer Begründung und nach konkreten Verbesserungsvorschlägen Ihrerseits. Sie wären uns sehr behilflich, wenn Sie diese Fragen in einigen Sätzen beantworten könnten. Hierdurch können wir uns einen detaillierten Überblick über Ihre persönliche Meinung verschaffen!

Vielen Dank für Ihre Mühe!

1. Frage

a) Fühlen Sie sich von uns ausreichend bei Verwaltungsangelegenheiten unterstützt und beraten? (Beispielsweise in vertraglichen Angelegenheiten und Behördengängen)

☐ immer ☐ meistens ☐ manchmal ☐ selten ☐ nie

b) Werden Sie bei wichtigen Entscheidungen grundsätzlich einbezogen?

☐ immer ☐ meistens ☐ manchmal ☐ selten ☐ nie

c) Werden Sie bei Veränderungen von uns kontaktiert?

☐ immer   ☐ meistens   ☐ manchmal   ☐ selten   ☐ nie

Ihre Begründung:

_____

In welchen Bereichen bzw. Angelegenheiten würden Sie sich detaillierte Information wünschen?

_____

2. Frage

Können Sie alle wichtigen Ansprechpartner mühelos erreichen, z. B. die Heim- oder Pflegedienstleitung?

☐ immer   ☐ meistens   ☐ manchmal   ☐ selten   ☐ nie

Ihre Begründung:

_____

Zu welchen Ansprechpartnern wünschen Sie sich einen regelmäßigen Kontakt?

6

_____

3. Frage

a) Werden Ihrer Meinung nach die individuellen Bedürfnisse Ihres bzw. Ihrer Angehörigen bei der Gestaltung des Wohnraums ausreichend berücksichtigt?

☐ ja   ☐ teilweise   ☐ nein

Ihre Begründung:

_____

b) Wie empfinden Sie persönlich die Atmosphäre in unserem Haus

☐ gemütlich   ☐ neutral   ☐ ungemütlich   ☐ sonstiges:

Was sollte Ihrer Meinung nach verbessert werden?

_____

4. Frage

Entsprechen Ihrer Meinung nach die von uns angebotenen Aktivitäten und Beschäftigungsmöglichkeiten für unsere Bewohner/innen den Interessen Ihres bzw. Ihrer Angehörigen?

☐ überwiegend ja   ☐ meistens ja   ☐ manchmal   ☐ meistens nein
☐ überwiegend nein
Ihre Begründung:

Welche Aktivitäten sollten Ihrer Meinung nach häufiger oder seltener angeboten werden?

---

5. Frage

Wie beurteilen Sie die Veranstaltungen für Sie als Angehörige(r) eines Bewohners bzw. einer Bewohnerin, z. B. unsere Angehörigen-abende und Informationsveranstaltungen?

☐ interessant   ☐ teilweise interessant   ☐ uninteressant
☐ ich habe noch nie teilgenommen
Ihre Begründung:

Wie könnten wir die Veranstaltungen verbessern?

---

6. Frage

Wünschen Sie sich persönlich von unserer Einrichtung Fortbildungs-veranstaltungen, die Ihnen spezielle Kenntnisse zu Krankheitsbildern und natürlichen Altersveränderungen vermitteln?

☐ ja   ☐ nein
Welche Bereiche und Themen würden Sie persönlich interessieren?

---

7. Frage

Wie beurteilen Sie die Gestaltung und die Qualität des Speiseplans für unsere Bewohner und Bewohnerinnen?

☐ abwechslungsreich   ☐ eintönig
Was sollte Ihrer Meinung nach verbessert werden?

---

8. Frage

a) Sind Sie mit der Zimmer- bzw. Wohnungsreinigung Ihrer
Angehörigen zufrieden?

☐ immer   ☐ meistens   ☐ manchmal   ☐ selten   ☐ nie

b) Sind Sie mit der Reinigung und Ausbesserung der Wäsche bei
Ihren Angehörigen zufrieden?

☐ immer   ☐ meistens   ☐ manchmal   ☐ selten   ☐ nie

Ihre Begründung:

_____

c) Wie können wir unsere Leistungen in diesen Bereichen
verbessern?

_____

9. Frage

Sind alle Mitarbeiter Ihnen gegenüber höflich und freundlich?

☐ immer   ☐ meistens   ☐ manchmal   ☐ selten   ☐ nie

Ihre Begründung:

_____

Gibt es einzelne Bereiche oder Abteilungen, die besonders freundlich
oder besonders unfreundlich sind?

_____

10. Frage

Entspricht Ihrer Meinung nach die Körperpflege bei Ihrem/Ihrer
Angehörigen dessen bzw. deren individuellen Wünschen und Gewohnheiten?

☐ immer   ☐ meistens   ☐ manchmal   ☐ selten   ☐ nie

Ihre Begründung:

_____

Welche Punkte bzw. Gewohnheiten sollten von den Pflegekräften
verändert bzw. mehr berücksichtigt werden?

_____

11. Frage

a) Sind Sie der Meinung, dass die Selbstständigkeit Ihres bzw. Ihrer Angehörigen von uns ausreichend gefördert wird?

☐ immer ☐ meistens ☐ manchmal ☐ selten ☐ nie

b) Hat Ihr(e) Angehörige(r) die notwendigen Hilfsmittel zur Verfügung, die er/sie zur selbstständigen Bewegung benötigt? (Beispielsweise Haltegriffe im Bad, Gehhilfen)

☐ ja ☐ teilweise ☐ nein

Ihre Begründung:

_____

Was sollten wir verbessern?

_____

12. Frage

Fühlen Sie sich von den Pflegekräften respektiert und gleichberechtigt in die Pflegesituation einbezogen?

☐ immer ☐ meistens ☐ manchmal ☐ selten ☐ nie

Ihre Begründung:

_____

b) Erfahren Sie durch die Pflegekräfte Hilfestellung innerhalb der Pflegesituation?

☐ immer ☐ meistens ☐ manchmal ☐ selten ☐ nie

In welchen Bereichen würden Sie sich mehr Hilfestellung oder eine bessere Zusammenarbeit wünschen?

_____

13. Frage

Wie beurteilen Sie die Zusammenarbeit mit anderen Leistungsanbietern, wie z. B. dem Hausarzt, dem Friseur oder der Fußpflege?

☐ sehr gut ☐ gut ☐ zufriedenstellend ☐ mangelhaft ☐ schlecht

Ihre Begründung:

_____

Was könnten wir besser machen?

_____

HELFEN SIE UNS ... *indem Sie uns die Meinung sagen!*
Der Fragebogen kann leider nicht alle Einzelheiten aufgreifen. Es liegt uns jedoch sehr viel an Ihrer persönlichen Einschätzung, welche Dinge Sie im Haus „Sonnenschein" positiv und welche Sie negativ bewerten.
Bitte teilen Sie uns deshalb weitere Verbesserungsvorschläge und Anregungen mit — wir freuen uns über Ihr Lob und nehmen Ihre Kritik ernst!

6

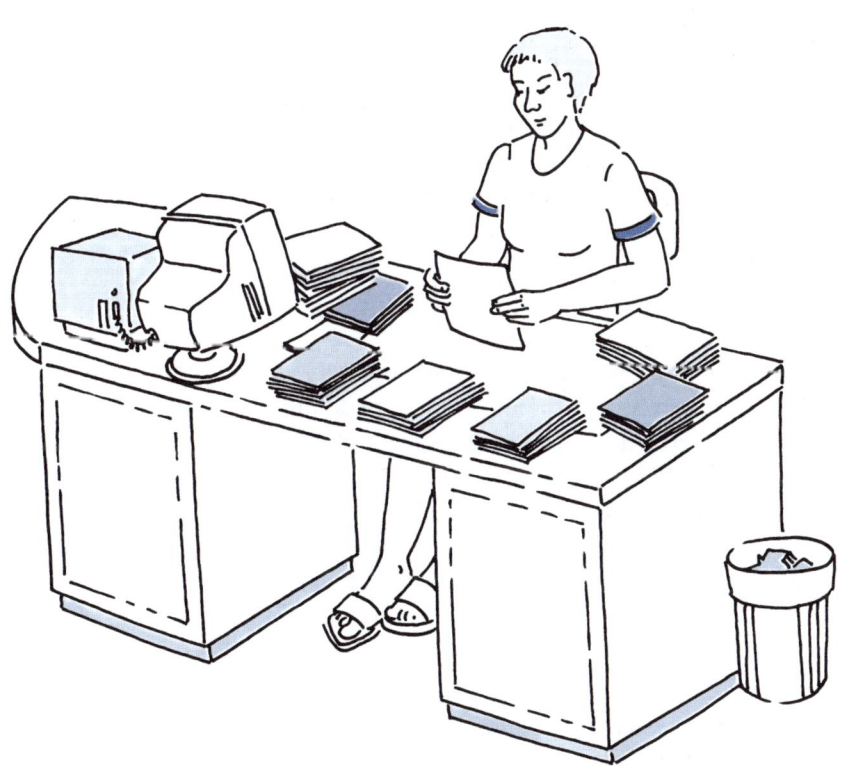

7

Beschwerden
analysieren

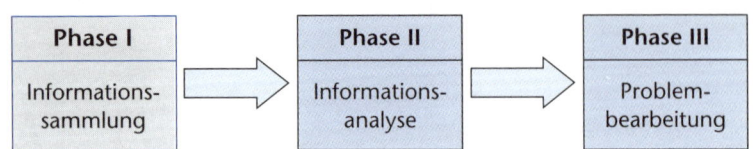

Abb. 6: Von der Informationsanalyse zur Problembearbeitung

Die Phase der Beschwerdeanalyse und der Problembearbeitung werden in der Praxis durch einen gemeinsamen Arbeitsschritt bewältigt, da die Grenze zwischen beiden Phasen fließend und die Bearbeitungsweise weitgehend identisch ist.

7.1 Leitungskräfte einbeziehen

In der Phase der Informationssammlung werden die konkreten Beschwerden inhaltlich aufgenommen, dokumentiert und für die Weiterbearbeitung vorbereitet. Dies wird durch die direkten und indirekten Beschwerdemitarbeiter sichergestellt, die über den intensivsten Kontakt zu den Kunden verfügen und direkt an der **Basis** tätig sind (☞ 4.2).

Die Informationssammlung gibt Aufschluss darüber, in welchen Punkten oder Bereichen die Einrichtung aus Kundensicht **Schwachstellen** aufweist. Die Weiterbearbeitung der Beschwerde zielt nun darauf ab, die Ursachen dieser Schwachstellen zu finden und entsprechende Lösungen zu entwickeln. Die Behebung von Schwachstellen erfordert in der Praxis jedoch die Bereitschaft, notwendige **Veränderungen** zu entwickeln und ggf. in der gesamten Einrichtung umzusetzen. Da die Basismitarbeiter nicht über die dafür notwendige **Entscheidungskompetenz** verfügen und ihr Einsatzgebiet auf einzelne Stationen beschränkt ist, müssen die **Leitungskräfte** in diese Bearbeitungsphasen mit einbezogen werden. Darüber hinaus stellt die gemeinsame interne Bearbeitung durch Leitungskräfte und Basismitarbeiter automatisch sicher, dass die Einrichtungsleitung über das Beschwerdeaufkommen regelmäßig informiert ist.

Auch wenn die Kundenorientierung von den Mitarbeitern im Alltag gelebt werden muss, bleibt das Beschwerdemanagement zu einem großen Teil „Chefsache", da nur die Leitungsebene über die notwendige Entscheidungskompetenz über notwendige Veränderungen verfügt.

■ Bearbeitungsgruppe

In der Regel arbeiten die Beschwerdemitarbeiter der einzelnen Wohnbereiche völlig unabhängig voneinander. Jedoch profitiert die Gesamteinrichtung optimal vom Beschwerdemanagement, wenn die Beschwerdemitarbeiter der unterschiedlichen Stationen miteinander vernetzt werden und ihre jeweiligen Kenntnisse austauschen. Diese **Vernetzung** wird erreicht, indem die direkten Beschwerdemitarbeiter der unterschiedlichen Wohnbereiche zu einer gemeinsamen Bearbeitungsgruppe zusammengefasst werden. Zu dieser Bearbeitungsgruppe gehört ebenfalls die Pflegedienst- oder Heimleitung, da die **Rückkopplung** an die Einrichtungsleitung kontinuierlich gewährleistet sein muss. Die gemeinsame Aufgabe der Gruppe besteht darin, die zuvor getrennt erhobenen Informationen auszuwerten, Beschwerdeursachen zu ermitteln und Lösungsmöglichkeiten zur **Ursachenbehebung** zu entwickeln.

Durch die gemeinsame Beschwerdebearbeitung ergeben sich folgende Vorteile:

- Wohnbereichsspezifische **Einzelfälle** können gemeinsam in der Gruppe bearbeitet werden.
- Die einzelnen Mitarbeiter werden entlastet und bekommen durch die Gruppe **Unterstützung.**
- Die **Identifikation** mit dem Beschwerdemanagement wird durch die Gruppenarbeit verstärkt und wirkt sich positiv auf die einzelnen Mitarbeiter aus.
- Das **Problemlösungspotential** ist größer; kreative Lösungen können gemeinsam entwickelt werden.
- „**Wohnbereichsblindheit**" kann in der Gruppe überwunden werden.

7

- Es ergeben sich nützliche **Synergieeffekte** für die einzelnen Wohnbereiche.
- Es werden Probleme deutlich, die über eine spezielle Wohnbereich hinausgehen und für die **Gesamteinrichtung** von Bedeutung sind.
- Bewährte Problemlösungen können auf andere Wohnbereiche transferiert werden und dort ähnliche Beschwerden verhindern bzw. reduzieren (**Beschwerdeprophylaxe**).
- Die Beschwerdebearbeitung wird automatisch an die **Leitungsebene** gekoppelt.

■ Regelmäßigkeit

Durch die Bearbeitungsgruppe soll sichergestellt werden, dass die in der ersten Bearbeitungsphase erhobenen Informationen mit den beteiligten Mitarbeitern der betroffenen **Beschwerdebereiche** ausgewertet und auf diesen Ergebnissen basierend angemessene Lösungen entwickelt werden. Dies ist notwendig, da die Beschwerdeursachen nur mit dem spezifischen Wissen des betroffenen Bereichs behoben und vor allen Dingen langfristig vermieden werden können.

Zudem soll durch die gemeinsame Bearbeitung die **Bearbeitungsdauer** verkürzt werden, da der Abstand zwischen Beschwerdeäußerung und der umgesetzten Lösung ein subjektives **Bewertungskriterium** für die Kunden ist. Werden beispielsweise die Beschwerden immer von einer Abteilung zur nächsten „abgeschoben", verlängert sich die Bearbeitungsdauer unnötig und kann dadurch zum Anlass für weitere Folgebeschwerden werden (☞ 1.1.3). Um eine zügige Bearbeitung zu gewährleisten, müssen die Treffen regelmäßig in einem Abstand von höchstens zwei bis vier Wochen stattfinden. Bei schwerwiegenden Problemen, die einen schnellen Handlungsbedarf erfordern, muss zudem jederzeit sichergestellt sein, dass die direkten Beschwerdemitarbeiter Kontakt zu der zuständigen Leitungskraft aufnehmen können.

Tipps für die Praxis

- ▶ Regelmäßig alle Mitarbeiter an den Treffen teilnehmen lassen
- ▶ Treffen von der Leitungskraft organisieren lassen, weil sie den Kontakt zu allen Bereichen hat

▶ Beschwerdefälle vorher mit den direkten Beschwerdemitarbeitern abklären, um ggf. zusätzliche Teilnehmer aus anderen Bereichen frühzeitig einladen zu können

▶ Bearbeitungsergebnisse immer dokumentieren

■ Vernetzung mit anderen Bereichen

Die Beschwerden werden zwar gegenüber den Pflegekräften geäußert, können jedoch ihre Ursache auch in anderen Bereichen haben (☞ 1.3.2). Bei der zweiten und dritten Phase der Beschwerdebearbeitung müssen deshalb auch zusätzlich die zuständigen

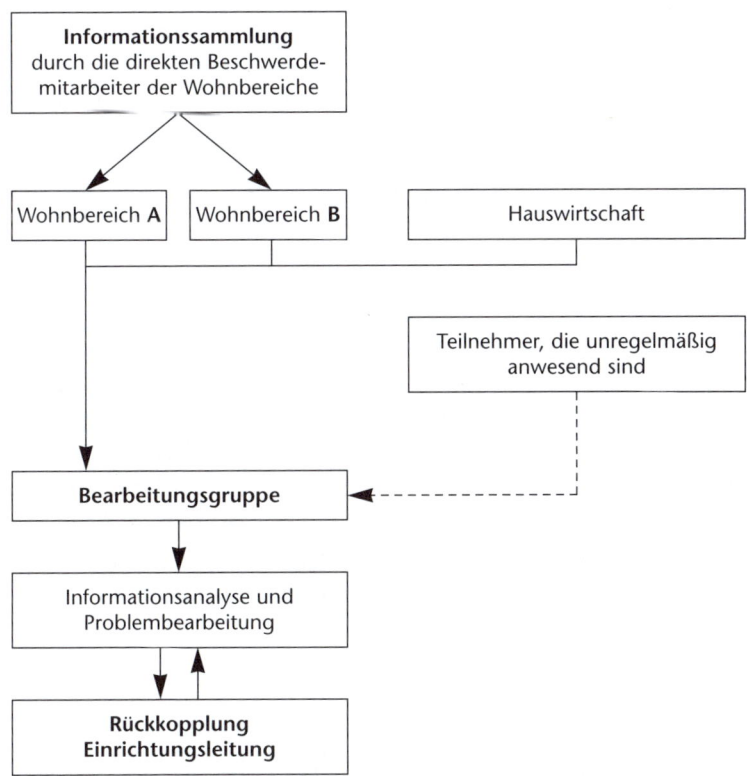

Abb. 7: Die einzelnen Wohnbereiche und die unterschiedlichen Leistungsbereiche müssen miteinander vernetzt werden.

Mitarbeiter aus den anderen Bereichen, wie z. B. Küche oder Verwaltung, hinzugezogen werden. Die **Zusammensetzung** der Bearbeitungsgruppe kann sich auch daraus ergeben, in welchen Bereichen Beschwerden regelmäßiger auftreten als in anderen Bereichen. Sind beispielsweise hauptsächlich der hauswirtschaftliche Bereich und der Pflegebereich betroffen, sollten vorwiegend auch nur deren Mitarbeiter regelmäßig an den Gruppensitzungen teilnehmen.

Die übrigen Bereiche können zudem je nach Bedarf im konkreten Beschwerdefall zur Problemlösung hinzugezogen werden. Notwendig wird dies beispielsweise immer bei der Auswertung von **Kundenumfragen** (☞ Kap. 6). Da hier in der Regel jeder Leistungsbereich von der Kritik der Kunden betroffen ist, muss auch die Auswertung der erhobenen Informationen und die Problembearbeitung gemeinsam durchgeführt werden. Ebenso kann es bei schwerwiegenden Problemen mit externen **Kooperationspartnern** sinnvoll sein, diese fallbezogen in einzelne Gruppensitzungen mit einzubeziehen, um gemeinsame Lösungen zu entwickeln.

7.2 Häufigkeitsverteilung ermitteln

Die Häufigkeitsverteilung gibt wieder, wie hoch das **Gesamtaufkommen** aller Beschwerden innerhalb einer Einrichtung ist, d. h. die ermittelte Häufigkeit erlaubt eine mengenmäßige Zuordnung der Beschwerden. Das ermittelte Gesamtaufkommen in der Einrichtung kann außerdem auf die einzelnen Stationen bzw. Bereiche heruntergebrochen werden. Hierdurch erhält die Einrichtung wertvolle Informationen darüber, welche Schwachstellen aus der Sicht der Kunden in bestimmten Bereichen bestehen.

■ *Transparenz*

Fallbeispiel

Das Pflegeheim „Sonnenschein" hatte bisher immer eigene Angestellte, die mit der Reinigung der Zimmer und Wohnungen der Bewohner beauftragt waren. Vor ungefähr drei Monaten wurde eine externe

Firma mit der Raumreinigung beauftragt. Seither kommt es von Seiten der Bewohner und deren Angehörigen verstärkt zu Beschwerden in diesem Bereich.

Alle anfallenden Beschwerden werden anhand der Informationssammlung erfasst und durch den **Standard-Aufnahmebogen** dokumentiert. Hierdurch sind die konkreten Beschwerdefälle nachvollziehbar und können über einen festgelegten **Zeitraum** ermittelt werden. In dem Beispiel kann somit die genaue Anzahl der Reinigungs-Beschwerden ermittelt werden, die seit der Beauftragung der externen Firma aufgetreten sind. Dieser Nachweis kann nun gezielt als **Argumentationsgrundlage** gegenüber der Fremdfirma eingesetzt werden, wenn die Einrichtung ihrerseits die vertraglichen Leistungen der Fremdfirma reklamiert. Da nicht alle Schwachstellen einer Einrichtung wie in dem Fallbeispiel so offensichtlich zu Tage treten, ist es notwendig, die Häufigkeitsverteilung der Beschwerden in regelmäßigen Abständen zu ermitteln.

Die Häufigkeitsverteilung sollte regelmäßig alle drei bis sechs Monate ermittelt werden. Hierdurch ist die Einrichtung beispielsweise in der Lage, frühzeitig auf einen Beschwerdeanstieg in einem bestimmten Bereich zu reagieren.

7

■ *Vorgehensweise*

Um ein realistisches Ergebnis zu bekommen, müssen alle geäußerten Beschwerden in die Häufigkeitsverteilung einbezogen werden. Hierzu zählen nicht nur die anhand des Standard-Aufnahmebogens festgehaltenen Beschwerden, sondern auch alle „**Briefkasten-Beschwerden**" sowie Beschwerden, die sich aus den **Kundenumfragen** ergeben (☞ Kap. 5 und 6).
Da die Beschwerdeerfassung auf den Stationen getrennt erfolgt, sollten zuerst die stationsspezifischen Häufigkeitsverteilungen aller Stationen und Bereiche ermittelt werden. Hierdurch wird ersichtlich, welche Beschwerden auf welcher Station in welcher Anzahl

auftreten. Im zweiten Schritt kann das **Gesamtaufkommen** der Einrichtung ermittelt werden, indem die Ergebnisse aller Stationen zusammengefasst werden.

Ambulante Pflegedienste können beispielsweise zuerst das Beschwerdeaufkommen innerhalb der einzelnen Teams bestimmen und anschließend das Gesamtaufkommen des Pflegedienstes bestimmen.

 Tipps für die Praxis

▶ Sofern möglich, die direkten Beschwerdemitarbeiter die wohnbereichsspezifische bzw. teamspezifische Häufigkeitsverteilung selbst ermitteln lassen, da sie über alle notwendigen wohnbereichsinternen Daten verfügen

▶ Gesamtes Beschwerdeaufkommen der Einrichtung von der zuständigen Leitungskraft erheben lassen, da sich die Wohnbereiche oftmals keinem direkten Vergleich durch einen anderen Beschwerdemitarbeiter aussetzen wollen

■ *Fallbeispiel für eine wohnbereichs- bzw. teamspezifische Häufigkeitsberechnung*

Die Pflegedienstleitung vom ambulanten Pflegedienst „Sauer" ermittelt mit den Mitarbeitern zuerst die Häufigkeitsverteilung für die beiden Teams. Hierzu werden die dokumentierten Beschwerden den verschiedenen Beschwerdeanlässen zugeordnet und zusammengezählt. Gleichzeitig möchte die Pflegedienstleitung ausrechnen, wie viel Prozent die einzelnen Beschwerdeanlässe vom Gesamtaufkommen der Teams ausmachen.

Die Berechnung der prozentualen Verteilung gibt Aufschluss darüber, wie viel Prozent die unterschiedlichen **Beschwerdeanlässe** in der Relation zur **Gesamtsumme** einnehmen. Beispielsweise sagt die prozentuale Berechnung im Fallbeispiel (☞ unten) aus, dass **13,3 %** aller Beschwerden des Nordstadt-Teams durch die Unpünktlichkeit der Mitarbeiter hervorgerufen werden. Gleichzeitig wird deutlich, dass der Beschwerdeanlass „mangelnder Informationsaustausch" im Nordstadt-Team mehr als die Hälfte (**54,3 %**) aller dort auftretenden Beschwerden ausmacht und somit im Ver-

Ermittlungszeitraum: Jan. 02–Juni 02	Team „Nord-stadt"	Team „Süd-stadt"	Team „Nord-stadt"	Team „Süd-stadt"
Beschwerdeanlass (Beispiele)	Häufigkeit		% vom Gesamtauf-kommen beider Teams	
mangelnder Informa-tionsaustausch	57	35	54,3%	30,5%
Abrechnungen bzw. Verwaltung	34	55	32,4%	47,9%
Unpünktlichkeit der Mitarbeiter	14	25	13,3%	21,8%
Summe	105	115	105 = 100%	115 = 100%

Berechnungsbeispiel Nordstadt-Team:

Gesamtsumme aller Beschwerden	= 105
Unpünktlichkeitsbeschwerden	= 14
Schritt: 14 × 100	= 1400
Schritt: 1400 : 105	= 13,33%

7

gleich zum Beschwerdeanlass „Unpünktlichkeit" wesentlich höher liegt. Aus diesem Grund muss sich auch die Bearbeitungsgruppe dringlicher und intensiver mit dem Beschwerdeanlass „mangelnder Informationsaustausch" auseinander setzen als mit dem Beschwerdeanlass „Unpünktlichkeit". Die prozentuale Verteilung macht somit Bearbeitungsschwerpunkte deutlich und legt die **Bearbeitungshierarchie** fest.

■ *Fallbeispiel für das Gesamtaufkommen der Einrichtung*

Im zweiten Schritt ermittelt die Pflegedienstleitung das Gesamtaufkommen der Beschwerden innerhalb des Pflegedienstes, also die Summe aller Beschwerden aus dem Nord- und dem Südstadt-Team.

Ermittlungszeitraum: Jan. 02–Juni 02	Pflegedienst (beide Teams)	
Beschwerdeanlass (Beispiele)	Häufigkeit	% vom Gesamt-aufkommen des Pflegedienstes
mangelnder Informationsaustausch	92	41,8%
Abrechnungen bzw. Verwaltung	89	40,45%
Unpünktlichkeit der Mitarbeiter	39	17,7%
Summe	220	220 = 100%

Die Berechnung sagt aus, dass insgesamt 17,7% aller Beschwerden innerhalb des Pflegedienstes auf die Unpünktlichkeit der Mitarbeiter zurückzuführen ist. Hingegen sind jeweils ca. 40% aller Beschwerden in der Verwaltung und im Bereich der Kommunikation bzw. Information begründet. Hierdurch wird deutlich, dass in der Beschwerdebearbeitung zuerst die Probleme im Verwaltungs- und Informationsbereich bewältigt werden müssen, bevor sich die Bearbeitungsgruppe mit der Unpünktlichkeit der Mitarbeiter auseinander setzt.

Die Häufigkeitsberechnung kann auch dazu verwendet werden, das Gesamtaufkommen der **Angehörigen** und der **Bewohner bzw. Patienten** getrennt voneinander zu ermitteln. Hierdurch wird ersichtlich, ob sich beispielsweise die Angehörigen wesentlich häufiger über die Unpünktlichkeit der Mitarbeiter beschweren als die Patienten selbst. In diesem Fall kann die Einrichtung auf die Angehörigen zugehen und gezielt nach Lösungen für deren Problem suchen.

■ *Erfolgsüberprüfung*

Fallbeispiel
Der ambulante Pflegedienst Sauer ermittelt regelmäßig die Häufigkeitsverteilung der anfallenden Beschwerden. Die Berechnung vom

zweiten Halbjahr 2001 hat ergeben, dass sich die Patienten insgesamt 153mal über die Unpünktlichkeit der Mitarbeiter beschwert haben. Dieses Problem wurde in der Bearbeitungsgruppe gelöst und in die Praxis umgesetzt. Anhand der neuen Häufigkeitsermittlung vom ersten Halbjahr 2002 will die Pflegedienstleitung nun überprüfen, ob die gefundene Lösung tatsächlich dazu beigetragen hat, das Beschwerdeaufkommen über Unpünktlichkeit zu reduzieren.

Um zu überprüfen, ob die Beschwerden über unpünktliche Mitarbeiter **mengenmäßig** abgenommen haben, muss die Pflegedienstleitung nun die Anzahl der Beschwerden vom zweiten Halbjahr 2001 mit der Anzahl vom ersten Halbjahr 2002 vergleichen. Der Vergleich ergibt, dass die Beschwerden über unpünktliche Mitarbeiter von 153 auf insgesamt 39 gesunken sind.

7.3 Ursachen aufklären und Lösungswege ableiten

Am Anfang jeder Problembearbeitung steht die **Ursachenanalyse**. Erst wenn die Ursache eindeutig feststeht, kann die Bearbeitungsgruppe gezielt mögliche Lösungsalternativen entwickeln, die zur Behebung der Ursache führen. Ein konkreter Beschwerdefall kann gleichzeitig durch verschiedene Ursachen ausgelöst werden. Deshalb ist die Zielsetzung der Ursachenanalyse, die verschiedenen **Einzelursachen** für ein klar beschriebenes Problem zu ermitteln. Da die verschiedenen Ursachen in der Praxis nicht immer offensichtlich sind, sollten die folgenden Bearbeitungsschritte innerhalb der **Bearbeitungsgruppe** gemeinsam durchgeführt werden. Durch die unterschiedlichen Gruppenteilnehmer wird der Blickwinkel erweitert, unter dem die Beschwerdesituation betrachtet wird.

■ Einheitliche Problemdefinition

Im ersten Schritt der Ursachenanalyse muss das im Standard-Aufnahmebogen bereits vom Beschwerdeführer beschriebene Problem genau definiert werden (☞ 4.4). Das Problem muss für alle beteiligten Gruppenmitglieder **eindeutig** und **einheitlich** herausgearbeitet werden. Die Bearbeitung kann nur erfolgreich sein, wenn alle Beteiligten eine gemeinsame **Ausgangsbasis** haben, um die Ursache zu ermitteln.

Aus diesem Grund sollte das vom Beschwerdeführer beschriebene Problem in der Gruppe erörtert werden. Schon in der Diskussion wird regelmäßig deutlich, dass die Gruppenmitglieder ein und dasselbe Problem durchaus unterschiedlich definieren würden. Um die gemeinsame Ausgangsbasis zu gewährleisten, müssen sich die Teilnehmer jedoch abschließend auf eine gemeinsame **Problem-formulierung** einigen, die als Basis für die weiteren Bearbeitungs-schritte dient.

Die erhobenen Informationen aus dem Standard-Aufnahmebogen müssen bei der Ursachenanalyse berücksichtigt werden (☞ 4.4). Aus den Informationen zum **Beschwerdeinhalt** geht nicht nur die Problemschilderung aus Kundensicht hervor, sondern es werden, je ausführlicher die Problemschilderung ausfällt, oftmals schon erste Hinweise auf mögliche Ursachen sichtbar.

Bearbeitungsvorschläge des aufnehmenden Mitarbeiters kön-nen nützliche Hinweise liefern und sollten deshalb ebenfalls in die Bearbeitung einbezogen werden (☞ 4.1).

7

■ *Ursachen aufklären*

Fallbeispiel

Frau Maier wird vom ambulanten Pflegedienst „Sauer" schon seit zwei Jahren regelmäßig betreut. Immer wieder gibt die Unpünktlich-keit der Mitarbeiter für sie Anlass zur Beschwerde. Sie kann sehr gut verstehen, dass die Mitarbeiter unter großem Zeitdruck stehen und bei unvorhergesehenen Ereignissen mit Verspätungen zu rechnen ist. Dennoch wird sie unruhig, wenn die Mitarbeiter sich verspäten. Dies hat sich verstärkt, seit sie zweimal bei der Dienstplanung völlig übersehen wurde und keine Pflegekraft für den jeweiligen Tag ein-geteilt war. Seither ruft sie immer im Büro des Pflegedienstes an, sobald sich die Pflegekräfte etwas verspäten.

In dem Fallbeispiel ist die Unpünktlichkeit der Mitarbeiter der **Beschwerdeanlass**. Die Unpünktlichkeit könnte beispielsweise darin begründet sein, dass sich die Pflegezeiten bei einigen Patienten verlängert haben, dies aber von der Pflegedienstleitung noch nicht in der Dienstplanung berücksichtigt wird. Hierfür könnte wiederum die Ursache sein, dass die Pflegedienstleitung nicht ausreichend bzw. nicht unverzüglich über alle aktuellen **Veränderungen** informiert wird und **Zeitverschiebungen** dadurch auch nicht in der Planung berücksichtigt werden können. Ebenso wie in dem Fallbeispiel werden Beschwerden oft nicht nur durch eine Ursache, sondern meist durch verschiedene Ursachen, die miteinander verknüpft sind und sich dadurch in ihrer Wirkung verstärken, ausgelöst.

Die Aufgabe der Gruppenmitarbeiter besteht im zweiten Schritt der Bearbeitung darin, die für den Beschwerdeanlass möglichen Ursachen zu ermitteln und einzeln zu benennen sowie anschließend nach ihrer **Wichtigkeit** zu ordnen. Die folgende Vorgehensweise ist sinnvoll, um die Gruppe bei der Ursachenanalyse zu unterstützen.

Potenzielle Ursachen sammeln:

Im ersten Schritt sollen erst einmal alle potenziellen Ursachen „gesammelt" werden, die für eine Beschwerde verantwortlich sein könnten. Hierzu bietet sich die Methode des **„Brainstorming"** an, bei der sich alle Gruppenmitglieder frei äußern können und in der Regel eine Vielfalt von Ursachen genannt werden. Hierdurch bekommt die Gruppe einen Überblick, welche Ursachen generell in Betracht kommen können. Jede einzelne Ursache sollte dabei auf eine Karte geschrieben und an der Pinwand gesammelt werden.

Nützlich kann zudem die Vorgabe von verschiedenen **Einflussfaktoren** sein, unter deren Blickwinkel nach möglichen Ursachen „geforscht" werden soll. Mögliche Faktoren wären beispielsweise die Mitarbeiter, Leitung, bestehende Organisationsstrukturen oder Kommunikations- und Informationswege.

Einteilung vornehmen:

Im nächsten Schritt müssen die verschiedenen Ursachen hierarchisch geordnet werden, um das Ableiten der Lösungsmöglichkeiten zu vereinfachen.

- Alle genannten Ursachen einzeln besprechen, um inhaltliche Missverständnisse auszuschließen
- Die mehrfach genannten Ursachen an der Pinwand zusammenfassen
- Ursachenbereiche bilden, indem ähnliche Ursachen zu einer Gruppe zusammengefasst werden
- Zum Schluss die Gruppe entscheiden lassen, welche Ursachen am bedeutsamsten sind und ob z. B. mehrere Probleme gleichzeitig durch eine Ursache hervorgerufen werden. Die weitere Bearbeitung konzentriert sich auf die von der Gruppe festgelegten Ursachen.

Durch die intensive Auseinandersetzung werden auch Ursachen transparent, die zu unterschiedlichen Beschwerdeanlässen führen. Beispielsweise kann die mangelnde Kommunikation zwischen Basismitarbeitern und Leitungskräften nicht nur wie im Fallbeispiel die Unpünktlichkeit der Mitarbeiter hervorrufen, sondern gleichzeitig auch zu Abrechnungsfehlern oder sogar Pflegefehlern führen.

■ Lösungen ableiten

7

Nachdem alle wesentlichen Ursachen ermittelt und klar definiert wurden, erfolgt im dritten Schritt die Aufstellung von verschiedenen Lösungsmöglichkeiten, die zur kurz- und langfristigen **Behebung** der Beschwerdeursache führen. Auch hierbei sollte das Potenzial aller Mitarbeiter genutzt werden, indem wieder gemeinsam alle vorstellbaren Lösungen gesammelt werden. Hierbei ist noch nicht entscheidend, ob die Lösung umgesetzt werden kann oder welche Hindernisse dabei zu überwinden sind. Im Vordergrund steht, möglichst viele Lösungen zu benennen, die erst im nächsten Schritt auf ihre „**Tauglichkeit**" geprüft werden.

Ob ein Lösungsvorschlag in die Praxis umgesetzt werden kann, hängt im wesentlichen davon ab, welche **Vor- und Nachteile** damit verbunden sind. Deshalb sollte im nächsten Schritt für jede grundsätzlich in Frage kommende Lösung eine **Gegenüberstellung** der Vor- und Nachteile erfolgen. Bei der Betrachtung der Vor- und Nachteile muss berücksichtigt werden,

- welche positiven und negativen Auswirkungen die Veränderungen auf die **Kunden** hat
- mit welchen positiven und negativen Auswirkungen für die **Mitarbeiter** zu rechnen ist
- welche positiven und negativen Veränderungen sich z. B. für **Organisationsabläufe und -strukturen** ergeben
- wie die Lösungen in die Praxis umgesetzt werden können und mit welchem **finanziellen Aufwand** dies verbunden ist.

Zudem muss bei der Problemlösung berücksichtigt werden, ob im Falle einer vorliegenden Reklamation rechtliche Vorgaben, wie z. B. Vertragsbedingungen, zu berücksichtigen sind (☞ 1.1.1).

Fallbeispiel
Für das zuvor genannte Fallbeispiel könnten aus der Ursache „mangelnde Information" z. B. folgende Lösungen abgeleitet werden:

Die Entwicklung eines Kommunikationsstandards (langfristig wirksam):
Der Standard müsste verbindlich Kommunikationswege festlegen, durch die sichergestellt wird, dass z. B. alle Veränderungen hinsichtlich des Pflege- und Zeitbedarfs schnellstmöglich an die jeweils zuständigen Mitarbeiter weitergegeben werden.

Vereinbarung eines Rahmenzeitplans (kurzfristig wirksam):
Dieser Rahmenzeitplan sollte schon beim Aufnahmegespräch vereinbart werden und z. B. beinhalten, dass sich die Pflegekräfte bis zu 15 Minuten verspäten können. Alles, was darüber hinausgeht, muss den Patienten entweder von den Pflegekräften selbst oder vom Büro mitgeteilt werden. Wichtig ist, dass nicht die Patienten „herumtelefonieren" müssen, „wo denn die Pflegekräfte bleiben", sondern der Pflegedienst muss den Kontakt von sich aus aufnehmen. Dabei ist jedoch zu beachten, dass die Pflegekräfte über ein Mobiltelefon verfügen müssen und nicht die Telefonanschlüsse der Patienten benutzen, da dies erfahrungsgemäß zu weiteren Problemen führt. Hier wäre u. a. zu prüfen, ob der Pflegedienst die dafür notwendigen finanziellen Mittel zur Verfügung stellen (möchte) oder ob er sich beispielsweise an der monatlichen Rechnung des privaten Mobiltelefons der Mitarbeiter beteiligt.

7

■ Kundensicht einbeziehen

Die Kunden werden im Standard-Aufnahmebogen oder im Rahmen von Befragungen nach ihren Lösungsvorstellungen bzw. -wünschen gefragt (☞ 4.1 und Kap. 6). Die Einrichtung verfolgt damit die Zielsetzung, die konkreten Erwartungen der Kunden in bezug auf die Beschwerdebehebung zu ermitteln. Erst wenn die **Kundenerwartung** definitiv bekannt ist, kann die Einrichtung diese auch in die Bearbeitung mit einbeziehen oder gegenüber den Kunden thematisieren, warum „ihre" Lösung **nicht** in die Praxis umgesetzt werden kann.

Die offene Auseinandersetzung zwischen Kunde und Einrichtung führt in jedem Fall dazu, die Kommunikation zu verbessern und sich der Sichtweise der jeweils „anderen Seite" anzunähern.

■ Dokumentation

Nachdem sich die Bearbeitungsgruppe dazu entschieden hat, welche Lösungen durch welche Maßnahmen in die Praxis umgesetzt werden sollen, müssen diese Problemlösungen schriftlich dokumentiert werden. Der Standard-Aufnahmebogen beinhaltet aus diesem Grund die Passage **„Abschlussdokumentation"**, in dem einerseits die umgesetzte Lösung und andererseits die Rückmeldung des Beschwerdeführers dokumentiert werden muss. Hierdurch wird der Bearbeitungsprozess von der Beschwerdeäußerung bis hin zur Problemlösung „auf einen Blick" transparent und kann z. B. die Bearbeitung von ähnlichen Beschwerden erleichtern (☞ 4.1).

■ Kontinuierliche Nachsorge

Nach der Einführung der Verbesserungsmaßnahme muss überprüft werden, mit welchem Erfolg die Ursache der Beschwerde behoben wurde. Die geschieht einerseits durch die Ermittlung der

Häufigkeitsverteilung, aus der hervorgeht, ob sich bestimmte Beschwerdeanlässe mengenmäßig reduziert haben (☞ 7.2). Andererseits kann der Erfolg einer umgesetzten Problemlösung durch eine fallbezogene Nachsorge überprüft werden. Hierzu müssen sich die direkten Beschwerdemitarbeiter bei den jeweiligen Beschwerdeführern erkundigen, ob aus deren Sicht tatsächlich eine Verbesserung eingetreten ist. Fällt die erhaltene Rückmeldung des Beschwerdeführers negativ aus, muss die Bearbeitungsgruppe sich erneut mit dem konkreten Beschwerdefall befassen und nach Lösungsmöglichkeiten suchen, die zur Behebung der Beschwerdeursache führen.

Zu welchem **Zeitpunkt** die Rückmeldung eingeholt wird, ist vom jeweiligen Beschwerdefall und der umgesetzten Lösung abhängig. Grundsätzlich sollte jede Rückmeldung je einmal kurz- und langfristig eingeholt werden. Die **kurzfristige** Rückmeldung gibt wieder, wie schnell der Erfolg einer Verbesserungsmaßnahme nach der Umsetzung in die Praxis eintritt. Mit der **langfristigen** Rückmeldung soll ermittelt werden, ob die umgesetzte Lösung auch dauerhaft dazu beiträgt, die Beschwerdeursache zu beseitigen.

 Tipps für die Praxis

▶ Versuchen, die Lösungsvorschläge der Kunden so weit wie möglich in die Problemlösung mit einzubeziehen

▶ Dokumentieren, wenn ein Kundenvorschlag nicht berücksichtigt werden kann und dies mit dem Betroffenen abklären

▶ Kompromisse entwickeln, die sowohl die Kunden als auch die Einrichtung annehmen können

▶ Gegenüber dem Kunden bereits definitive (Lösungs-) Zusagen einhalten

▶ Rückmeldungen auf dem Standard-Aufnahmebogen dokumentieren

▶ Rückmeldezeitpunkt und die dafür zuständigen Mitarbeiter bereits in der Bearbeitung festlegen und dokumentieren

▶ Als Erinnerungsstütze die Beschwerdefälle in eine „Wiedervorlage-Mappe" einordnen

7

Index